哈洛新知
Hello Knowledge

知识就是力量

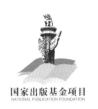

国家出版基金项目
NATIONAL PUBLICATION FOUNDATION

牛 津 科 普 系 列

大脑

[美]加里·L.温克/著

雷霆　胡峰/译

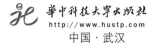

华中科技大学出版社
http://www.hustp.com
中国·武汉

湖北省版权局著作权合同登记　图字：17-2021-117 号

图书在版编目（CIP）数据

大脑 /（美）加里·L. 温克（Gary L. Wenk）著；雷霆，胡峰译. —武汉：华中科技大学出版社，2021. 10
（牛津科普系列）
ISBN 978-7-5680-7155-0

Ⅰ．①大… Ⅱ．①加… ②雷… ③胡… Ⅲ．①大脑—普及读物 Ⅳ．① R338.2-49

中国版本图书馆 CIP 数据核字（2021）第 147533 号

大脑
Danao

[美] 加里·L. 温克　著

雷霆　胡峰　译

策划编辑：杨玉斌

责任编辑：杨玉斌 居 颖　　　　　　装帧设计：李 楠 陈 露

责任校对：李 琴　　　　　　　　　责任监印：朱 玢

出版发行：华中科技大学出版社（中国·武汉）　　电话：（027）81321913
　　　　　武汉市东湖新技术开发区华工科技园　　邮编：430223

录　　排：华中科技大学惠友文印中心

印　　刷：湖北金港彩印有限公司

开　　本：880 mm×1230 mm　1/32

印　　张：8.375

字　　数：137 千字

版　　次：2021 年 10 月第 1 版第 1 次印刷

定　　价：88.00 元

For Jane

献给简

总序

欲厦之高，必牢其基础。一个国家，如果全民科学素质不高，不可能成为一个科技强国。提高我国全民科学素质，是实现中华民族伟大复兴的中国梦的客观需要。长期以来，我一直倡导培养年轻人的科学人文精神，就是提倡既要注重年轻人正确的价值观和思想的塑造，又要培养年轻人对自然的探索精神，使他们成为既懂人文、富于人文精神，又懂科技、具有科技能力和科学精神的人，从而做到"物格而后知至，知至而后意诚，意诚而后心正，心正而后身修，身修而后家齐，家齐而后国治，国治而后天下平"。

科学普及是提高全民科学素质的一个重要方式。习近平总书记提出："科技创新、科学普及是实现创新发展的两翼，要把科学普及放在与科技创新同等重要的位置。"这一讲话历史性地将科学普及提高到了国家科技强国战略的高度，充分地显示了科普工作的重要地位和意义。华中科技大学出版社组织翻译出版"牛津科普系列"，引进国外优秀的科普作品，这是一件非常有意义的工作。所以，当他们邀请我为这套书作序时，我欣然同意。

人类社会目前正面临许多的困难和危机，这其中许多问题和危机的解决，有赖于人类的共同努力，尤其是科学技术的发展。而科学技术的发展不仅仅是科研人员的事情，也与公众密切相关。大量的事实表明，如果公众对科学探索、技术创新了解不深入，甚至有误解，最终会影响科学自身的发展。科普是连接科学和公众的桥梁。"牛津科普系列"着眼于全球现实问题，多方位、多角度地聚焦全人类的生存与发展，探讨现代社会公众普遍关注的社会公共议题、前沿问题、切身问题，选题新颖，时代感强，内容先进，相信读者一定会喜欢。

科普是一种创造性的活动，也是一门艺术。科技发展日新月异，科技名词不断涌现，新一轮科技革命和产业变革方兴未艾，如何用通俗易懂的语言、生动形象的比喻，引人入胜地向公众讲述枯燥抽象的原理和专业深奥的知识,从而激发读者对科学的兴趣和探索,理解科技知识,掌握科学方法,领会科学思想,培养科学精神,需要创造性的思维、艺术性的表达。"牛津科普系列"主要采用"一问一答"的编写方式,分专题先介绍有关的基本概念、基本知识,然后解答公众所关心的问题,内容通俗易懂、简明扼要。正所谓"善学者必善问","一问一答"可以较好地触动读者的好奇心,引起他们求知的兴趣,产生共鸣,我以为这套书很好地抓住了科普的本质,令人称道。

王国维曾就诗词创作写道:"诗人对宇宙人生,须入乎其内,又须出乎其外。入乎其内,故能写之。出乎其外,故能观之。入乎其内,故有生气。出乎其外,故有高致。"科普的创作也是如此。科学分工越来越细,必定"隔行如隔山",要将深奥的专业知识转化为通俗易懂的内容,专家最有资格,而且能保证作品的质量。"牛津科普系列"的作者都是该领域的一流专家,包括诺贝尔奖获得者、一些发达国家的国家科学院院士等,译者也都是我国各领域的专家、大学教授,这套书可谓是名副其实的"大家小书"。这也从另一个方面反映出出版社的编辑们对"牛津科普系列"进行了尽心组织、精心策划、匠心打造。

我期待这套书能够成为科普图书百花园中一道亮丽的风景线。

是为序。

（总序作者系中国科学院院士、华中科技大学原校长）

序言

　　我写这本书的目的是尽可能向读者提供关于大脑的最准确和最新的信息，但需要注意的是"事实"也会不断演变并被新的知识所修正，我会用一种大部分读者都能接受的语言来呈现这些信息。本书回答了一些关于大脑的问题，例如：大脑是如何进化的？什么是情感？什么是幻觉？你是怎么学习的？你的饮食如何影响你的思维和感觉？随着年龄的增长，你的大脑会发生什么变化？

　　很多此类书籍的作者喜欢从讨论神经科学开始，他们往往假设读者在阅读之前对基础大脑解剖学和化学有充分了解，而我选择将这一章节放在书的末尾。另外，我尽量减少使用专业术语，并且在每个章节中适时解释术语的含义。我这样安排本书章节的目的，是让读者能够按照自己喜欢的顺序来阅读本书，我鼓励读者从自己最感兴趣的章节开始阅读。

勒内·笛卡尔(René Descartes)推测思想是独立于大脑存在的。如今，在笛卡尔去世后近 4 个世纪，我们仍然不能完全理解人的思想是如何从大脑中发生的电过程和化学过程中演变而来的。本书向你介绍了到目前为止人类所知的答案。我真诚地希望，通过阅读本书，你会更多地了解你大脑中的能产生思想的奇妙器官。你会发现我们目前对大脑的理解是不完整的，你还会发现本书尚未对很多有趣和相关的主题展开讨论。我的目标是向读者展示我认为每个人都需要知道的而不是所有的关于大脑的知识。此外，在本书中，我选择只关注少数最常见的神经性疾病或精神疾病，如阿尔茨海默病、帕金森病和抑郁症等。

在写作的每个阶段，我都从我妻子简的精彩编写建议中受益匪浅，简加深了我对读者的理解，并就如何才能更好地满足读者的阅读需求提供了很多宝贵的建议，她巧妙地将我提到的许多术语转换成了通俗易懂的文字，并提出了许多新的概念和主题，从而使本书成为一本更为全面的讨论大脑的书。我学着去相信她的判断力和洞察力，而不是我的，如果从我的写作中还可以看到一点点智慧，那就是在她的指导下实现的。36 年以来,我一直很庆幸能和这位耐心、聪慧的女士一起分享我的生活,她以各种方式极大地丰富了我的生活。谨以此书献给我的妻子简。

在过去 35 年间,我为大学一年级的心理学和生物学专业的学生授课,从中获得了一些经验,本书的核心内容得益于此。起初,我以为我在为学生讲授关于大脑的知识,最后我才意识到其实我是在教他们如何了解自己。

引言

你的大脑位于你的头部，初看这似乎不是一个适合安放脆弱的大脑的地方。那为什么你的大脑位于头部呢？如果它藏在你的胸部深处可能更加安全。除了极少数例外，大脑总是位于动物进食通道或从口延伸到肛门的消化系统的前端。昆虫、鱼类、鸟类、爬行动物、哺乳动物都有简单的食管，它们的"大脑"正对着前方，通常靠近眼睛、耳朵和鼻子，因此，它们通过视觉、听觉或嗅觉来寻找食物，然后通过肢体动作，使食管的前端能够足够接近食物以体验食物的"味道"，且在进食之前会确定它们自身的安全性。对于人类来说，一旦食物进入食管，其营养就会被吸收，并被身体其他部分的细胞所利用。一顿饭所含的能量在身体中的消耗分布是不均匀的。想象一下，你刚吃完的一顿饭价值为 1 美元，你的食管等各种消化器官花费了你这顿饭的 70 美分；剩下的 30 美分则是你的大脑和身体用来满足日常需要的,其中,你的大脑和其他器官(包括肌肉和骨骼)让你在环境中运动则消耗了其中约 22 美分。正如你所看到的,一顿饭只剩下很少的能量消耗在你身体的其他方面。经过人类大脑和身体几百万年的进化,思考、性和运动成为你消耗能量的首选目标。(见图 1)

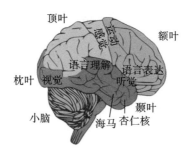

图 1　脑①是神经系统和身体的指挥和控制中心。它接收来自感觉器官的输入信息,并将输出信息发送到肌肉。人脑与其他哺乳动物的脑具有相同的基本结构,但相对于整个身体比例来说,人脑比任何其他哺乳动物的脑都要大。人脑的重量约占人体体重的 2%。人脑的最大部分是大脑,它被分成两个半球。大脑的下面是脑干,脑干后面是小脑。大脑最外层是大脑皮质,它由四个脑叶组成,分别为额叶、顶叶、颞叶和枕叶。大脑皮质负责处理复杂的思维、感觉和运动。枕叶靠近颅骨后部,负责处理视觉。颞叶负责处理听觉和语言理解等。颞叶包括海马和杏仁核,它们分别在记忆和情绪中发挥作用。顶叶整合了来自不同感官的输入,对于空间定位和导航很重要。

---

　　① 脑(brain)和大脑(cerebrum)作为专业术语存在区别,大脑是脑的组成部分。本书按照通俗语言习惯,将"brain"一词译为"大脑"。因图 1 涉及脑的结构,故将"brain"作为术语,译为"脑",以与"大脑"进行区分。——译者注

　　人的大脑需要消耗大量的能量。在正常情况下,大脑主要以糖的形式消耗能量:大脑每天需要约 12 个甜甜圈所含的能量!(现在你可以理解为什么在早上开车上班的路上会看到这么多的甜甜圈店了。)你的身体将食物所含能量的近 1/4 花在了大脑上,这个比例是其他哺乳动物的 5 倍。你的大脑利用大部分能量来组织你的行为,如寻找食物、避免危险、与他人交往等,以便找到一个可以与其繁衍后代的伴侣。约会就是这种行为的一个表现,你需要一个巨大且复杂的大脑才能成功地完成这一指令。如果你的目的是维持和繁衍物种,那么饮食和性显然是最好的选择,幸运的是,你的大脑在完成这两件事情上都做得不错。

　　耗能高的大脑,例如,人的大脑依赖于进化出更长的食管,以便能更好地从任何进入食管的食物中摄取更多的能量。因此,比较许多不同的物种时可以发现,肠道的长度与大脑的大小相关,这并不奇怪。然而,随着大脑变得更大,进化的力量改变了策略(毕竟,只有在身体有足够的空间容纳肠道的前提下,它的长度才能增加),动物进化出了一种更高效、更短的食管,这种食管依赖于高质量、营养丰富的食物。因此,如今,我们有了一个能够高效地为其自身及两个主要客户(生殖系统和大脑)摄取能量的消化系统。然而,由于大脑和生殖系统的高能量需求,在进化过程中出现了一个令人惊讶的生理变化:随着大脑变大,人类的生殖需求在减退。现在你可以理解为什么有的人不生孩子了。有人可能会预测,拥有更大的大脑会有更高的出生率,毕竟,有人会认为大脑更大的动物能找到更多的食物,更成功地避开捕食者,并找到更多的伴侣。这种观点是基于这样一种假设:大脑更大的动物总是更聪明,但事实并非如此。大脑和身体较小的动物,如鸟类,往往表现出令人印象深刻的认知能力,而一些大脑较大的物种,如鲸鱼和大象,则没有表现出这样的能力。

大脑,不管大或小、复杂或简单,进化的最终目的都是个体和物种的生存。生存取决于找到食物和庇护所、成功繁殖和躲避捕食者等,要做到这一切,就需要学会如何狩猎、学会如何寻找狩猎点、学会如何与他人交流和合作,同时记住什么声音和气味预示着捕食者即将出现,以及是否适合战斗或逃跑。西班牙电影制片人路易斯·布努埃尔(Luis Buñuel)曾说过:"……记忆造就了我们的生活要素。没有记忆的生活根本不是生活……我们的记忆是我们的连贯性,我们的理性,我们的感受,甚至我们的行动。没有它,我们什么都不是。"因此,我将首先讨论记忆是如何产生和丢失的。

目录

1　记忆是什么？

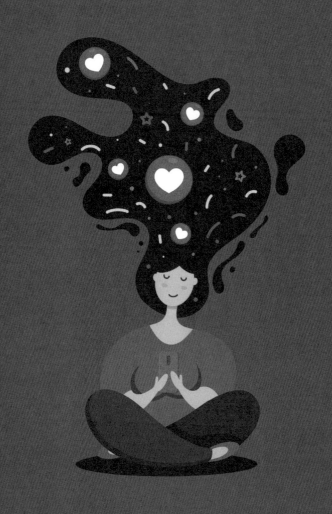

你的大脑从来都不是静止的。在你体验人生、拥抱新鲜事物时，它会不断地重新联结，这种能力被称为"可塑性"。可塑性可以使你变得更聪明，适应能力更强，更好地在不断变化和充满挑战的环境中生存。但它也有黑暗的一面——它可能使你容易对药物、食物、性、赌博和有潜在危险性的行为上瘾。

学习意味着什么？学习是一个将信息存储到大脑并根据获得的知识和技能进行相对永久的行为改变的过程。大脑的不同部分负责不同类型的行为。颞叶是靠近你耳朵的大脑区域，负责处理学习和生活中的特定事件。例如，昨天或去年你的生日那天发生了什么；以及一些事实性知识，例如，$6 \times 7 = 42$或"什么是椅子"。这些事实和特定信息被称为记忆。大脑的其他区域负责存储与特定技能相关的记忆，例如，如何挥动高尔夫球杆或棒球棒，以及如何骑自行车等。

记忆不是孤立事件或知识点的简单存储，它们包含时间和空间的各个方面。例如，事件发生的时间和地点，以及记忆形成时你的情绪和情感。将记忆的不同方面分别存储在专门负责某种特定记忆（如时间或情绪）的不同大脑区域中的过程，保证我们的大脑非常善于存储海量的记忆。因此，事件的各个组成部分被分配到大脑各区域以进行长期的存储。记忆的分布式特性使它们得以更高效地存储，并保护它们免于因大脑受伤或老化而完全丧失。然而，记忆的分布式特性也使得恢复它们更具挑战性。那么为何相同的机制，一方面可以让我们拥有强大的记忆力，另一方面又让我们如此难以恢复记忆？为了回答这个问题，让我们先来看看你的大脑是如何产生记忆的。

记忆是如何产生的？

你对上一个生日的记忆始于一系列复杂的感觉事件，包括各种气味、景观、味道、声音和情绪；这些体验首先由大脑的特定区域处理，这些区域负责处理不同的感觉信息的输入。然后你的感觉体验被输入至位于大脑颞叶内一个叫作海马的结构，大脑的这部分靠近你的耳朵。海马负责整合各种不同的感觉体验，并产生出充满情感的生动连贯的记忆。

此外，记忆通常会获得与其相关的特定的时间标记。让我们用你上一个生日的记忆举个例子。首先，海马收集了事件的所有感觉信息，并将这些感觉元素进行初步处理后转换为一种尚未完全研究清楚的神经格式。在海马完成这个初始阶段后，你上一个生日的记忆便广泛分布在大脑的各个区域。感觉记忆最初存储在大脑皮质中负责处理某种特定类型的感觉(如视觉、听觉或嗅觉)的区域中。因此,你生活中关于某个事件的记忆的组成部分是遍布于整个大脑的。

你的记忆远不只是感觉,它们还包含你当时的情感(如你的快乐或悲伤)。这些记忆同时存储在专门负责情感记忆相关的大脑区域中(在下一章中会有更多的有关这些大脑区域的讨论)。最终,关于你上一个生日的复杂的感觉和情感体验会存储在许多不同的大脑区域;正如我们反复说到的,记忆不会存储在大脑中的某一个地方。通过这种存储方式,关于你上一个生日的丰富记忆不太可能因外伤或时间流逝而丢失。由于距离那个生日已经有一段时间了,你可能无法回想起它的每个细节,但总能记住其中最重要和最令人激动的部分。

我们利用海马来记住往事,熟悉的物品、人物和地点;我们也利用它去构建可能的未来。一个人的未来和过去能有多大的不同?对于我们中的大多数人来说,在生命中的大部分时间里,我们明天遇到的人、经过的地方,与昨天并没有很大的不同。有的记忆会比其他记忆更深刻;而有的记忆,你却希望忘却。深刻的记忆通常具有强烈情感成分。普遍来讲,女性会比男性保留更鲜活的情感记忆,特别是在这些事件具有强烈负面情感成分的时候。心理学家推测，女性可能比男性更关注"负面人生体验的记忆"，因此女性被诊断出患有抑郁症的比例更大。与极度不愉快的事件有关的记忆可能导致创伤后应激障碍（post-traumatic stress disorder，PTSD），且女性的发病率是男性的两倍。

记忆与注意力之间有什么关系？

记忆在大脑中是一步步形成的。如果你正在关注某种特定的感觉体验——通常是因为在那一刻它对你有一定的重要性，大脑中的感觉输入集合会被暂时存储为短期记忆。你能在不专注时，或在你感到无聊甚至厌倦时学习吗？能学，但学得不好，也没有效率，因为这些不佳的状态会对记忆固化过程产生干扰。记忆固化过程通常发生在海马内并且相当不稳定。如果此时同时关注其他感觉输入的话，记忆是很容易丢失的。我们都经历过注意力分散对我们记忆力的影响。例如，大多数人会觉得在嘈杂的房间里，自己很难专注或静下心来阅读。相比之下，如果某种经历伴随着强烈情感或具有生存价值，对你来说意义非凡，那么它更有可能被转化为长期记忆，并且这种记忆几乎可以无限期地存在。

为什么我会记住某些事却又忘记其他一些事情？

存储新的记忆,特别是重要的记忆是很容易的,但大脑的容量是有限的,因此存储空间也是有限的。你可以轻松地理解其中的原因:在有限的空间里,如何处理每天无时无刻不在涌入大脑的信息?解决方案是删除记忆。有意遗忘,即故意删除记忆,在大脑中扮演的角色与产生记忆一样重要。海马自动对

遗忘

所有经历进行编码,但我们经历的绝大多数事情都不会被记住。遗忘是有目的性的,但为什么你的大脑要有目的地去忘记事情呢?大量的信息每天都在对你的感官"狂轰滥炸",你的大脑最初会尝试存储这些信息,因为它可能很重要。这样一来,你的大脑会在无用信息上浪费大量的存储空间。例如,试想这种情况:当你的室友或配偶穿上一件新衬衫,你马上就知道它是新的。这可能吗?你记住了他的整个衣橱吗?显然你做到了,否则你不会注意到衬衫是新的。可见,我们都浪费了大量的大脑空间来存储无用或不重要的信息。正如你之后将要读到的那样,我们的大脑在我们睡觉时会主动消除冗余的记忆。这个过程会使我们变得更聪明,并能让我们的大脑在白天存储对我们的生存来说更重要的信息。

记忆是怎样被唤醒的?

你的大脑经过进化,从而可以注意到所有新奇的事物,因为这些知识可能会增加你的生存机会。但是,仅在你的大脑某处存储这些特定的记忆,并不能保证你能够在需要时获取它。回忆是一个活跃的过程,需要大脑去重现部分原始记忆的痕迹,以便重新调用记忆中所有重要的部分。科学家推测,回忆的过程涉及对编码过程中出现的神经元激活模式的恢复。回忆需要找到记忆的所有组成部分,然后将几乎所有的部分重新组合成一段完整的记忆。这一过程需要在仅仅几秒钟内完成,这对大脑来说是一项极具挑战性的任务。

回忆行为似乎使记忆变得很容易被修改。记忆不是实际存在的事件的视频或音频记录,这是我们大脑的一个重要特征。记忆是由我们当时关注的事件或经验的碎片组成的。因此,当你检索一段记忆时,你会将它的所有部分都放在意识中。回忆的过程会因将错误信息整合到记忆中而导致记忆的错乱。当你完成回忆后,你的大脑会再将它存储起来。这意味着熟悉的记忆会被唤醒,重新编辑,修饰(有意或无意),然后重新存储为新编辑过的故事情节,然而,通常你根本不会意识到发生了这种改变!每次回忆时,记忆都很容易被改变。

记忆会永远存在吗?

不幸的是,记忆不会永远存在,至少不会永远完美地存在。

记录和存储记忆的方式使得记忆的某些方面会随着时间流逝而变得相当不稳定。律师经常利用记忆易受影响或损害的特性来歪曲事实；他们通过将事件发生后立即记录下来的证人的记忆与其数月或数年之后的记忆进行比较，以其中出现明显不同的证词为由，就可轻松抓住证人的把柄。你可以和你的朋友一起做个测试：要求他们回忆当他们看到纽约双子塔倒塌时，或者当他们目睹挑战者号航天飞机爆炸时，或者甚至（对于年长的读者）当他们得知肯尼迪总统被暗杀时，他们在哪里，在做什么，和谁在一起。然后将他们的回忆与同在这些悲惨的且充斥着悲伤情绪的事件中的朋友的回忆进行比较，你很快便会发现他们陈述的所谓的事实存在一定错误。

他们回忆和复述这些悲惨事件的次数太多，以至于原始记忆已被彻底破坏和改变。我们的大脑不是准确无误的记录设备，所以永远不要依赖它们。大脑的进化是为了帮助你生存和繁衍，而不是事无巨细地去记录所有事件。我们的大脑根本不需要记录所有事件的每个细节，所以不存在这方面的进化压力。创造记忆和回忆的不稳定性导致了许多社会和法律后果，例如，目击证人实录的可疑性，特别是涉及在遥远的过去所发生的事件时。科学家最近成功地在老鼠身上植入了错误的记忆;也就是说,即使事件从未发生过,老鼠也表现得似乎知道某些事情是真的。社会心理学家已经证明,人类很容易被植入错误的记忆,这些错误的记忆后来被认为是对未发生事件的"压抑记忆"。你的大脑很容易相信特定的事件发生了,并且反驳所有反面证据,之后你就不记得你实际经历的事件了。这被称为遗忘症。

什么是遗忘症?

有的人有时无法回忆以前发生过的事,这被称为逆行性遗忘。逆行性遗忘是对受到某种创伤之前发生的事件丧失记忆,或因大脑特定部位退化而产生的记忆丧失。通常,这种遗忘症并不涵盖所有事件,一般仅涉及数周或数月内发生的事件。由于各个方面的记忆存储在大脑的不同区域,因此逆行性遗忘患者通常不会失去他们的全部记忆。这些患者的原始记忆的某些方面通常还是完整的。例如,因脑外伤患上遗忘症的患者仍然拥有许多技能,如走路、说话和写作,以及了解关于日常生活中的诸多事实,如红灯的含义或如何玩悠悠球。

无法形成新的记忆的病理状态称为顺行性遗忘,通常是由脑外伤或神经系统变性疾病,如阿尔茨海默病造成的。症状轻则学习速度变慢,症状重则完全无法学习新事物。创伤或神经变性常常导致不同程度的严重的逆行性遗忘和顺行性遗忘。举个例子,酗酒者通常将所有的钱花在他们的嗜好上,因此,他们没钱购买能提供大脑所需营养素的所有食物;如此一来,不良的饮食习惯会导致脆弱的大脑区域退化。最终,由于颞叶及其附近大脑区域的脆弱区域的退化,酗酒者会表现出意识错乱、人格改变,以及顺行性遗忘和逆行性遗忘。通过研究遗忘症是如何发生的,科学家已经了解了大脑学习和记忆的生物学机制。

大脑是如何创造记忆的？

要去理解你的大脑是如何创造记忆的,你首先需要了解神经化学以及特定化学物质在创造记忆的过程中所起的作用。首先,你需要了解大脑中一种名为乙酰胆碱的化学物质。乙酰胆碱是一种神经递质。神经递质是神经元内产生的化学物质,是由我们的饮食提供原料后在神经元内产生的。大脑中有许多不同的神经递质。它们被神经元释放，扩散到细胞外环境中，继而影响附近神经元的行为。乙酰胆碱在自然界中几乎无处不在，它并不是你的大脑所独有的。乙酰胆碱已经在多细胞生物及蓝藻中被发现，它可能和光合作用有关。乙酰胆碱能刺激蜘蛛产丝和蝾螈肢体再生。对于人类，乙酰胆碱通过刺激我们的肌肉收缩使我们得以运动，它还在自主神经系统中起重要作用。

自主神经系统维持着人体的体内稳态，或者说体内平衡。除此之外，它还可以控制心脏跳动的频率、呼吸的速度、口腔产生的唾液量、肠道内物质的移动速度、排尿能力、排汗量、瞳孔大小，以及你能体验到的性兴奋程度。自主神经系统中乙酰胆碱的作用会间接影响大脑记录记忆时你的感受。

人脑中众多的乙酰胆碱通路会影响皮质、海马和许多其他区域的功能。在这些不同的区域内，乙酰胆碱的作用使你能够学习和记忆，调节你的注意力和情绪，并控制你的运动方式。因此，影响乙酰胆碱功能的任何因素都有可能影响所有这些脑功能和身体功能。"任何因素"可以是某种药物或某种疾病。

两个神经元之间相互接触的狭小区域称为突触。一旦乙酰胆碱被释放到突触中,这种神经递质就可以作用于两种完全不同的蛋白质受体:一种是毒蕈碱型受体,另一种是烟碱型受体。大脑中的大多数乙酰胆碱受体对毒蕈碱有反应。科学家对毒蕈碱型受体的作用相当了解,因为许多植物含有的化学物质可以抑制毒蕈碱型受体在大脑中的正常功能。在植物中,如天仙子、曼陀罗、曼德拉草和颠茄中发现的化学物质,会选择性地抑制毒蕈碱型受体;因此,你如果食用这些植物,很快就会失去形成新记忆或关注与你交谈的人的能力。所有这些植物都属于茄科(Solanaceae),该科的另一成员是含有烟碱的烟草植

学习和记忆

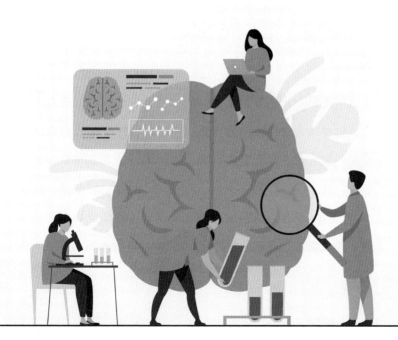

物。大脑中不到 10％的乙酰胆碱受体会对烟碱产生反应。然而,如果大脑中不存在这些少量的烟碱型受体,那么就没有人会因为烟碱具有精神活性而抽烟了。我将在本章末尾讨论烟碱对大脑的影响。

乙酰胆碱在创造记忆的过程中并不是孤军奋战;它需要一种结构非常简单的氨基酸——谷氨酸的帮助,这种氨基酸的衍生物谷氨酸盐也是一种重要的神经递质。谷氨酸盐建立和破坏神经元之间的连接,从而创造和毁坏记忆。它通过允许钠离子或钙离子进入神经元来实现这些功能。在钙离子进入神经元之后,一些真正有趣的事情在神经元内发生,最后导致记忆的产生。钙离子激活了复杂的生化变化的级联反应,最终影响神经元的基因,并且可能从此改变神经元在你的余生中的表现。

这些生化变化也可能改变一个神经元与大脑中的成百上千个其他神经元进行通信的方式。你可以将这个过程想象成音乐家们第一次一起演奏交响乐。最初,每个人都在演奏自己的歌曲。最后,"指挥家"——谷氨酸盐抵达并发放"乐谱",所有的"音乐家"都开启复杂的音乐节律模式。就像交响乐产生的声音模式能传达情感一样,大脑中的神经元依靠活动节律来传达信息。谷氨酸盐开始集合、形成节律的过程，也就是记忆的基础。你的神经元，也就是处理思想和情感的单个细胞，是一个个音乐家，它们按照共同的活动模式相互联系。科学家称这种让你的神经元一起歌唱的背景节律为慢伽马节律。一旦这种连接形成，神经元会形成一个稳定的神经音乐家协作组，它们演奏特定的歌曲，也就是记忆，只有当特定的神经元集合在一起表演同一首歌曲时，记忆才会重现。在这个类比中，可以将记忆看作一首独特的歌曲，它以神经活动的一种稳定模式存储在你的大脑中。就像我们喜欢一遍又一遍地播放相同的曲子一样，我们也喜欢重温愉快的回忆。你可能会将这首神经活动之歌当作白日梦。之后，我们会谈到更多关于白日梦的重要性的内容。

在你人生中不同的年龄阶段，谷氨酸盐在你的大脑中会产生截然不同的作用。当谷氨酸盐功能正常时，就可以形成记忆。当你年纪大了，或者如果你患有阿尔茨海默病或经历过中风，谷氨酸盐的行为就会变得具有破坏性。当突触中存在过多的谷氨酸盐时，神经元可能会死亡，记忆可能被永久破坏。因此，保持谷氨酸盐功能的良好平衡对于神经元来说，虽具有挑战性，但至关重要。

谷氨酸盐在大脑发育中也有独特的作用。当你还是一个婴儿时,你大脑中的神经元与其他神经元形成许多联系,或者说是突触,以优化你快速掌握大量信息的能力,例如,如何移动你的手脚,如何识别你母亲的声音,或红色看起来是什么样的。但是随着年龄的增长(在青春期早期),你的大脑变得有点像一台过度连接的计算机,因此为了使它能够更好更快地工作,去除不必要的"电线"或连接是很有必要的。这就是谷氨酸盐独特的双重功能发挥作用的地方。你的大脑使用谷氨酸盐来破坏神经元之间已经变得不必要的连接,从而使剩余的神经回路更有效地发挥作用。现在,你作为一个成年人,谷氨酸盐可以使你的大脑"可塑化",调整你在环境中的行为,使你适应环境,以增加你的生存机会。总的来说,谷氨酸盐的作用取决于你的年龄:当你年少时,它有助于提高思考效率;当你成年时,它使记忆存储一生;当你年老时,由于疾病或退化,如与阿尔茨海默病相关的疾病导致的退化,它使大脑难以形成新的记忆,甚至可能使其失去已存储的记忆。

为什么阿尔茨海默病患者如此健忘?

神经学家通过研究当释放乙酰胆碱和谷氨酸盐的神经元

受伤或病变时会发生什么，已经了解了这些神经递质的很多作用。在阿尔茨海默病患者的大脑中，将乙酰胆碱释放到海马和皮质中的乙酰胆碱能神经元在慢慢死亡。当大脑年轻时，谷氨酸盐清除坏死神经元的行为是很有益的，但现在这种行为却成为阿尔茨海默病患者大脑中乙酰胆碱能神经元及许多其他神经元死亡的原因。皮质中乙酰胆碱和谷氨酸盐功能受损可能是阿尔茨海默病患者在日常生活中难以集中注意力的原因。海马内乙酰胆碱和谷氨酸盐功能受损可能是导致衰退性记忆丧失的基础，这种记忆丧失是疾病的早期标志。阿尔茨海默病

记忆丧失

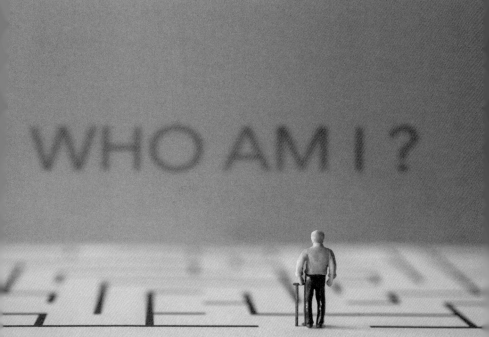

患者大脑中这些神经递质系统的功能受损,启发科学家设计出了增强乙酰胆碱功能的治疗方法。

如何治疗记忆力下降?

有时,阿尔茨海默病患者可以通过摄入药物和膳食营养素来增强大脑中乙酰胆碱的功能,从而降低其认知症状的严重程度,为了理解为何这是可行的,我们需要研究乙酰胆碱是如何在大脑中产生的。神经元利用胆碱和乙酰基合成乙酰胆碱,胆碱是从食物中获得的,乙酰基是糖代谢于线粒体中产生的。糖是维持大脑正常功能的重要营养素。乙酰胆碱的合成发生在神经元的细胞质内。然后,乙酰胆碱被释放出来与其他神经元进行通信,它对于学习和记忆的产生非常重要。

美国各地的许多健康食品商店都在销售胆碱粉,其宣传噱头是摄入更多的胆碱粉会使大脑产生更多的乙酰胆碱。鉴于乙酰胆碱在学习和记忆中的重要作用,这的确是诱人的宣传。遗憾的是,它实际上是没有事实根据的。需要我们注意的一件重要的事情是,大脑只会对饮食的缺乏产生反应而非饮食过量。大脑总是能从食物(如甜甜圈、饼干、蛋糕、鸡蛋、牛肉和鱼等)或自身肝脏的储存中获得胆碱,所以事实上,即使是患有阿尔茨海默病的患者,也不会出现胆碱缺乏症。因此,摄入额外的胆碱不会导致你的大脑产生更多的乙酰胆碱。相反,它只会促使你呼出某些气体,闻起来像腐烂的鱼一样。胆碱补充剂不会增强你的认知能力,反而能导致一种可怕的口臭症状。一旦在神经递质中释放,乙酰胆碱的作用会被乙酰胆碱酯酶终止。许多药物能够抑制这种酶,从而导致突触中乙酰胆碱浓度升高。如今,这些药物被用于治疗阿尔茨海默病患者,以提高他们的注意力或能记住当天所发生事件的能力。虽然大多数患者受益往往有限,但神经学家正在尝试寻找更好的方法来增强乙酰胆碱的作用,从而提高阿尔茨海默病患者的学习和记忆能力。

同样值得思考的是,如果神经元根本不能释放乙酰胆碱,将会发生什么。有时,我们吃的食物中会有肉毒杆菌释放的肉毒毒素,可以抑制神经末梢释放乙酰胆碱。对你的大脑来说幸运的是,这种毒素不能穿过血脑屏障。然而,除了大脑之外,它还有更大的影响。肉毒毒素会严重损害迷走神经控制呼吸的能力。你的迷走神经是负责控制膈肌收缩的;当这块肌肉收缩时,空气将被吸入肺中。但是,如果你的大脑无法通过迷走神经释放乙酰胆碱与膈肌沟通,你将会停止呼吸并死亡。肉毒毒素的毒性极其强大,1克足以杀死将近350000人!

然而,当乙酰胆碱和谷氨酸盐正常发挥作用时,记忆是容易被创造和存储的。生活事件的景象、声音、气味、味道和感觉是由人脑的后半部分处理的;然后这些信息汇集到颞叶中,在那里它们变得有组织——主要由海马完成——以用于长期存储。我们从过去几十年的诸多调查中了解到,记忆在海马处理的早期阶段是很容易丢失的。一旦记忆被初步处理后,它通常在你睡觉时被转移到其他大脑区域进行长期存储。最重要的是要知道某个记忆不是存储在大脑中的某个地方;更确切地说,记忆的各种组成部分是广泛存储在整个大脑中的。

目前最有力的证据显示,记忆涉及突触两侧的特定系列的结构和生物化学的修饰。简单地说,记忆改变了神经元之间的连接效率。如果你可以将自己缩小,到一个大脑中去观察神经元,你会发现神经元之间的连接效率并不是一致的;在大脑内的大多数神经回路中通常存在相当多的噪声和误差。然而,尽管回路中存在这些噪声,你的大脑仍能存储大量的信息。

记忆是什么模样的？

　　记忆引起的变化可以通过现有技术可视化，它们表现为两个神经元之间相互连接的突触的结构变化。这种结构变化通常看起来像神经元表面凸起的小包。学习会导致这些小包的数量增加；虽然它们看起来更像棒棒糖，但它们被称为树突棘。粗略地说，更大的树突棘意味着神经元之间更紧密的联系和更强烈的记忆。

　　研究表明，频繁使用海马的人有更大的海马，例如，经验丰富的伦敦出租车司机的海马实际上比新工作的出租车司机的大得多。当司机每天在伦敦城里驾驶时，他的大脑正在忙着产生并加强海马中神经元之间的联系，这使他能够在脑海里形成城市的地图。大脑中拥有更完善的地图的司机可以更快、更高效地将乘客送到目的地，这个寻路过程反映在出租车司机的海马深处。

　　动物研究证实，海马内树突棘的密度也随着月经周期的变化而变化；在排卵时孕酮激增后，树突棘的数量减少。如果人类表现出类似的变化模式，那么当女性最不能记住事件的时候，就很有可能怀孕了。

烟碱是如何影响大脑功能的?

烟碱通过作用于大脑中的乙酰胆碱系统，以剂量依赖方式影响大脑功能。低剂量往往会激活你的大脑左半球并产生精神刺激及兴奋和专注的感觉，而高剂量往往更强烈地激活你的大脑右半球，且与烟碱的镇静作用密切相关。因此，在做无聊的事情时，一些成人可能会摄入低剂量的烟碱，例如，吸一根香

出租车和乘客

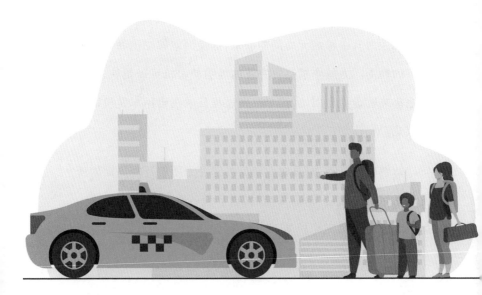

烟,这会增加他的主观觉醒和注意力。然而,在焦虑或紧张的情况下,他可能会通过连续抽很多支香烟来摄取高剂量的烟碱,并通过激活大脑右半球,以产生些许镇静效果来减轻压力。这些发现很好地证明了烟碱型受体在两个大脑半球中的竞争作用,并提供了一些关于大脑的两个半球通常如何维持情绪的平衡(大脑右半球)及保持专注和觉醒状态(大脑左半球)的信息,乙酰胆碱烟碱型受体在提高注意力方面起一定作用,但我仍然不建议你吸烟,因为吸烟有害健康。现在已知约60%被诊断出患有注意缺陷多动障碍(attention deficit hyperactivity disorder,ADHD)的成人会吸烟,而其余人群中抽烟的比例则不到30%。这些成年 ADHD 患者正在寻找自我治疗的方法来改善大脑功能,但同时增加了患肺癌的风险。

精神分裂症患者脑中的烟碱型受体数量更少,功能更弱,尤其是在涉及特定认知和感觉缺陷表达的脑区域中。例如,这些烟碱型受体在其大脑中的功能丧失可能导致注意力和记忆力受损。根据患者独特的吸烟习惯可推断出烟碱型受体在精神分裂症中的重要作用。90%的精神分裂症患者都吸烟,他们每天会吸更多的香烟,每口吸得更深,并且比非精神分裂症患者更常抽到只剩烟头。这种吸烟行为在其他精神病患者或其他服用类似抗精神病药物的人群中并未出现。精神分裂症患者声称吸烟可以提高他们思维的清晰度,以及他们对生活中各种事件的注意力和记忆力。

2 为什么你会有这种感觉？

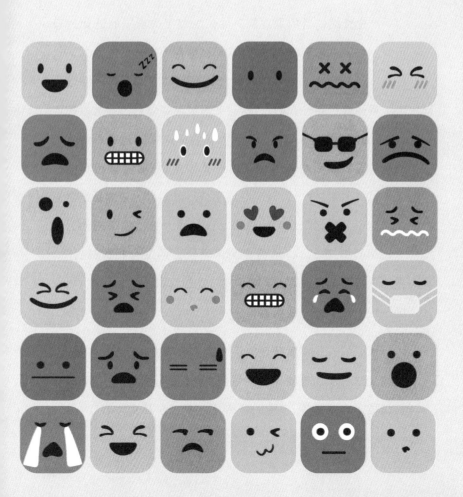

"你感觉怎么样?"你可能会问别人或者被别人问到这个问题很多次了。那么你的大脑该如何回答这个问题呢？这个感觉是由多个因素决定的,而不是仅仅由你高兴或者难过的程度来决定。你可能会感到口渴、饥饿或寒冷,这些因素都会影响到你的答案。这个问题的答案与你的生存密切相关。

产生情绪的目的是控制对你的生存至关重要的进化保守行为。如果你感到寒冷或饥饿,那么你需要根据这些信息采取行动,以提高你的生存可能性。出于这个原因,人脑已经进化出一系列交织在一起的系统,这些系统与你体内的感觉系统合作,来回答你的感觉如何,这个大脑网络被称为边缘系统。边缘系统控制着影响人类生存的许多方面,包括能量和水的平衡、体温、激素、性行为以及你体验快乐的能力。边缘系统也影响你的学习和记忆。你的边缘系统鼓励大脑记住那些你喜欢或害怕的物、事或人,从而控制未来与你的生存相关的行为。我们依靠记忆来决定我们喜欢谁,哪些食物让我们生病,以及哪些地方或事物让我们害怕。

大脑的一些皮质区域被认为是边缘系统的一部分,它们在情绪表达中发挥重要作用。我将重点介绍两个区域。第一个区域位于大脑深处,被称为扣带回。影像学研究发现,大脑的这一部分决定了感觉刺激的愉悦和不愉悦程度,如巧克力的味道和疼痛。当你享受一块巧克力的丝滑和美味时,你可得感谢你的扣带回。一位神经分析学派心理学家总结了扣带回的功能,你的超我和本我在扣带回通过竞争决定你在任何特定时刻会做什么。扣带回的另一个重要作用是控制可能会被惩罚的行为,它可以阻止你做出你已经学到的需要避免的行为(例如,在你小的时候,你可能因为在公共场所发出响亮的声音或在沙发上跳跃而受到惩罚)。在很多年前,神经外科医生就发现,如果破坏了患者扣带回前端的局部区域,患者就能更好地控制强迫症的症状,如反复洗手。

第二个值得关注的边缘皮质区域是岛叶,这个大脑区域告诉我们是喜欢还是不喜欢某些复杂的感觉输入。岛叶位于一个称为外侧裂的缝隙中,在大脑一侧的深部,位于耳朵上方附近。当我们听到喜欢的音乐,听到我们喜欢的人的声音,或者我们喜欢的人正在抚摸我们的手臂时,岛叶就会被激活。岛叶也可以被厌恶感激活,例如,当公共汽车上的陌生人抚摸我们的手臂或者触碰到我们时,或者当我们观看令人不快的视频或令人厌恶的图像时,岛叶会被激活。我提到这两个边缘皮质区域的另一个原因是,当受试者报告他们开小差时,扣带回和岛叶会被选择性地激活。可能当我们开小差时，我们会激活这些大脑区域，以判断我们喜欢还是不喜欢当时正在做的白日梦的内容。

什么是恐惧？

准确判断自己喜欢或不喜欢什么可以让你更好地享受生活。此外，知道你应该害怕什么，并迅速意识到你身体中象征恐惧的生理变化，可以挽救你的生命。这个关键任务很大程度上由一个小的杏仁状结构——杏仁核处理，它位于大脑底部的深处，离你的耳朵不远。杏仁核从许多大脑区域、内脏器官和外部感觉器官（如眼睛和耳朵）接收信息。杏仁核将这些信息与各种内驱力相结合，比如你是饥饿、口渴还是痛苦，然后它赋予你当下的感觉一定程度的情感意义。例如，当杏仁核意识到你是独自一人并且在黑暗中听到不熟悉的声音时，它会引发恐惧反应，如恐慌或焦虑。然后它激活身体相关的系统，释放激素并诱发特定行为以应对（真实的或想象的）威胁。杏仁核也可被对我们来说含糊不清或不熟悉的感觉激活，如来自不熟悉的声音或人的刺激。为了应对模棱两可或不熟悉的刺激，我们会保持警惕并密切关注我们周围环境中正在发生的事情。如果你是一只小狗，保持警惕状态时你的耳朵就会竖起来。你的杏仁核会尽可能多地收集感觉信息,将其与你已知的信息进行比较,然后指挥大脑其他区域做出反应。

　　通常情况下,无论警觉的大脑收集的是哪种信息,杏仁核会得出同样的结论——害怕。如果你产生某种不熟悉的感觉,不论是视觉、听觉还是味觉,你的边缘系统几乎总是会假设当时的情况是危险的,应该将其作为危险情况来处理。只有假设一切情况都是危险的(除非被证明是安全的),你才更有可能在各种经历中存活下来并将你的"恐惧第一"基因遗传给下一代。

恐惧

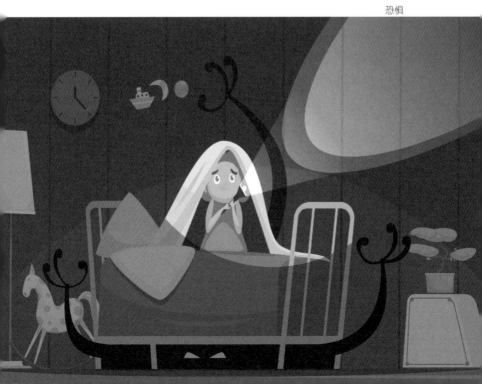

因此,人类害怕所有不熟悉或不喜欢的事物和地方:陌生的狗、长相或穿着与众不同的人、不熟悉的地方、不熟悉的气味、夜间的各种突发状况、盯着我们看太久的人、高处、封闭的小空间、黑暗的小巷、跟随我们的陌生人等。我们都见识过恐惧的后果:我们躲在紧闭的门后,我们躲在受保护或封闭的区域,我们在每扇门和每个枕头下都放了上膛的枪,我们雇用保镖,我们安装安全系统,我们建造围墙,等等。大脑进化往往是为了达到一个主要目的——个体和物种的生存,而恐惧在生存中起着至关重要的作用。但遗憾的是,你的恐惧会诱导杏仁核,偶尔使其产生对琐碎或无害的事物的过度反应。有时,杏仁核诱发的行为可能会使某个人成为夜间新闻人物。

请想象以下情景:你正走在一个陌生的林区,并且你知道最近有报道说在当前你走的路上发现了蛇。然后,在没有任何警告的情况下,你发现了一个棕色圆形的,并且在倒下的树旁卷起来的东西。面对这种潜在威胁,你的逃跑或战斗反应立即被激活,你的心率、呼吸频率和血压迅速升高,最后你意识到它只是一卷废弃的绳子。那么你这时的生理反应是否合理或合适? 答案是肯定的,因为它为你逃跑或保护自己免遭危险做了充分准备。你的生理反应如此之快,那是因为在识别实际刺激(绳索)

之前,即在大脑更为复杂的部分去确认这种危险的性质之前,你的杏仁核已经接收到部分已处理的感觉信息并产生了生理反应。你的大脑通过进化帮助你存活下来,并将你的基因遗传给下一代。实现这一目标的最佳方法是对假设的危险立即做出反应,而不管这种反应是否恰当。无论你是在黑暗的小巷子里行走,还是在一片遍布蛇的陆地上行走,这对你的大脑来说都是一样的,你需要为保护你的"恐惧第一"基因做好对抗或逃跑的准备,这样你就可以将那些"恐惧第一"基因遗传给你的后代。

到目前为止,你已经清楚地明白了一点:保持恐惧是一种安全有效的方法,可以帮助你生存下去。不幸的是,这种恐惧也会产生压力,而长期压力会对人体健康造成不良的后果。由于长期进化的影响,大脑不会关心这些长期压力带来的后果,因为这些不良后果一般是在人完成生育并将那些"恐惧第一"基因遗传给下一代之后产生的。

由于杏仁核控制了你的情绪反应,它在大脑决策过程中起着至关重要的作用。为了达到目的,杏仁核会影响其他脑区的功能。它激活大脑的额叶,提高人体对潜在威胁的警惕性。杏仁核也控制着你的大脑对与情感体验相关的感觉输入的处理。这是一个非常重要的功能,因为它决定了你是否会记住可怕事件的细节。例如,被抢劫者往往通过"记住"抢劫者更高大更丑、枪更大、小巷更黑等来"歪曲"悲剧事件的细节。在第 1 章中已经提到过,大脑不是一个精确的记录装置,杏仁核的影响使记忆比实际的情况更有趣或更可怕。然而,杏仁核的影响也使得你不太可能再独自一人走那条小巷。这样,你的杏仁核又成功了,你的"恐惧第一"基因又帮助你提高了警惕性!

当有人看着你的时候,你的杏仁核也会变得异常活跃。这种反应解释了为什么公开做演讲通常被认为是人们最恐惧的事,它甚至比高空、深水、死亡、虫子、孤独和黑暗等更令人恐惧。杏仁核中的神经元会注意其他人的眼睛,以便通知你是否有人盯着你看。盯着看是一种具有挑战性的行为,这通常是攻击的前奏。如果有人在拥挤的房间里盯着你看,即使她只是一个抱着洋娃娃的小女孩,你会有什么感觉?她在跟踪你,一直盯着你的一举一动,甚至她的洋娃娃的眼睛似乎都盯着你。她想从你这得到什么?她为什么跟踪你?你感觉受到威胁了吗?是的,确实如此!我们都会害怕类似的情况,不管"攻击者"看起来多么无辜。

自闭症儿童对凝视没有反应。采用磁共振成像技术对他们的杏仁核进行扫描,研究结果表明,自闭症儿童主要关注别人的嘴，因此他们会错过很多重要的社交信号。相对于年轻人来说，老年人的杏仁核对社交信号的反应较差，无论是威胁还是其他信号。这是为什么呢？这可能是由于年龄的增长，他们经历了各种情感和恐惧事件，他们的额叶可以更好地控制杏仁核对输入的感觉信息的反应。研究表明，额叶负责关闭杏仁核功能。事实上，前额皮质（特别是大脑的中底部）较厚的人，其杏仁核较不易被强烈的情绪刺激所激活。你可能还记得电视剧《星际迷航》中瓦肯星球上的外星人总是可以完全控制自己的情绪，这可能就是由于这些外星人的额叶很发达。

令人恐惧的公开演讲

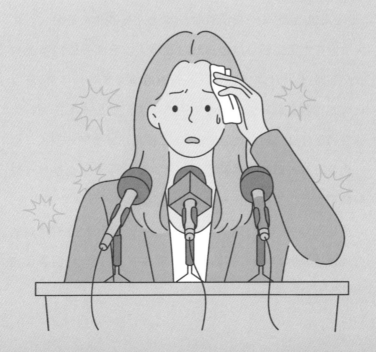

对早产儿大脑的研究表明,在早产儿出生前,杏仁核就与大脑的其他部分产生了联系。因此,杏仁核能够帮助大脑存储记忆,但这些记忆通常是可怕的、情绪化的。这也可以解释为什么有些成人有莫名的恐惧感。很可能在大脑发育的早期阶段,杏仁核虽能记录某些负面的记忆,但海马却无法形成相关记忆且将其与不愉快的经历联系起来。

为什么近距离说话的人让人害怕?

非常受欢迎的长篇情景喜剧《宋飞正传》的第五季,介绍了"近距离说话者"——在说话时与其他人凑得非常近的人。其实我们在生活中都可能曾遇到过这种人。我的一位同事在与我交谈时,他的手甚至能在我的脑袋后面做着各种手势,所以只有站在我身后的人才会看到这些手势!那么产生这种行为的原因是什么? 研究发现,双侧杏仁核损伤减少了一些人与他人交谈时对人际距离的需求。虽然许多社会和文化差异可能解释了为什么有些人在与你交谈时不顾及你的个人空间需求,但是这些"近距离说话者"中的一些人可能由于外伤、轻度缺氧或遗传等原因,其杏仁核的功能有所缺失。另外,双侧杏仁核损伤也可能降低人对危险刺激产生正常恐惧反应的能力。对人类来说，双侧杏仁核损伤的一个特殊表现是失去了理解别人的笑话的能力，但可以明白自己的笑话。因此，杏仁核中与年龄相关的变化可能解释了为什么你的祖父听不懂你的笑话，但不用担心，其实你的笑话很好笑。

什么是抑郁症？

既然杏仁核和海马在情绪控制中发挥了巨大的作用，那么科学家就能很容易发现杏仁核和海马功能异常与抑郁症之间的关系。无数的研究发现，抑郁症患者的海马体积明显小于正常人的。脑组织萎缩的程度受抑郁症发作的持续时间的影响。影像学研究表明，重度抑郁症患者杏仁核内的神经元的活性发生了明显的改变。未来，对这些大脑区域进行无创监测可为重度抑郁症诊断提供更准确的信息，且有助于了解不同的特殊治疗方法是否真正有助于治疗这种疾病。人们对抑郁症的治疗需求是十分迫切的。

每年，全世界有超过 1 亿人出现临床可识别的抑郁症症状。抑郁症的发病率是精神分裂症的 10 倍以上。在一生中出现至少一次抑郁发作的人群中,女性的数量大概是男性的两倍。从全球范围来看,抑郁症是导致 15—44 岁女性生活无法自理的主要原因。抑郁症的诊断主要取决于三个方面的因素:病因、病势和病程。病因就是患病的原因,例如,抑郁症可能是由悲伤过度导致的,可能是一种原发性的情感障碍,也可能是戒断某种药物后的表现,如癌症或肝病治疗药物。病势是衡量症状对患者生活的影响程度的。人都会偶尔产生悲伤的感觉,可能会持续几天。相比之下,重度抑郁症的特征是长期(通常超过两周)的绝望、易怒,以及对大多数活动失去兴趣或愉悦的

抑郁

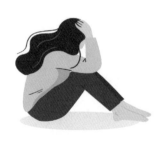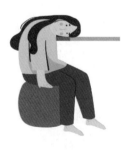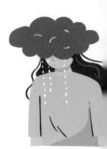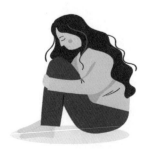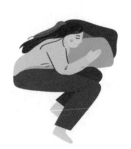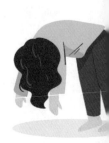

感觉。除了这些症状之外，抑郁症通常与食欲或体重显著变化、睡眠质量差、过度内疚、价值感缺失、嗜睡及反复产生死亡或自杀念头有关。

在过去的一个世纪中，被诊断出患有重度抑郁症的人日趋年轻化。这种趋势有很多可能的原因，如生活压力增加，更灵敏的诊断方法让以前未确诊的病例得以确诊，以及愿意在较年轻时（特别是男性）寻求医疗护理的患者人数增加等。抑郁症有很多病因，因此需要许多不同甚至非常危险的治疗方法来治疗。

如何治疗抑郁症？

1786 年，意大利医生路易吉·加尔瓦尼（Luigi Galvani）认识到我们的大脑通过电子信号进行通信，这促进了利用电来控制大脑功能的治疗方法的发展。电休克治疗于 1938 年问世，即在患者处于无意识的麻醉状态时（我们希望是如此）给予他们的头皮短暂的电脉冲。电休克治疗被发现可有效治疗多种精神疾病，特别是抑郁症。电休克治疗的过程听起来很恐怖，而且这种疗法仍然背负着"污名"。在更安全的抗抑郁药问世后,电休克治疗的应用在 20 世纪 60 年代有所减少。自 20 世纪 70 年代后期以来,由于电传导方法的改进及安全性和舒适度的提高,电休克治疗的应用有所增加。电休克治疗最常用于治疗对药物无反应或对药物副作用不耐受的患者。最重要的是,当患者表现出增加对自身或他人造成伤害的风险的症状时,电休克治疗可能是首选治疗方法,因为其疗效几乎是立竿见影的。

相比之下,目前可用于治疗抑郁症的电休克治疗以外的疗法不仅疗效有限,而且耐药性仍然是一个重要问题。遗憾的是,根据最近的分析,虽然新药通常具有较少的令人不快或对人产生危害的副作用,但我们目前的抗抑郁药并不比 50 多年前的药物有效。因为大多数抑郁症患者表现出了自发性恢复,特别是当抑郁症仅仅是对生活事件的反应时,这些患者的这种表现更为明显。据估计,目前使用药物治疗抑郁症的效果相比不使用药物治疗仅高出 20％～30％！分析这个统计数据可知:对于近 80％的抑郁症患者,可以不使用任何药物治疗。但问题是医务人员无法预测出哪些患者会属于这 20％～30％的范畴,因此,目前几乎所有抑郁症患者都服用药物进行治疗。

目前,大多数用于缓解抑郁症症状的药物(当前没有治愈抑郁症的药物)是通过提高神经递质 5-羟色胺、多巴胺或去甲肾上腺素起作用。这些神经递质是从你的日常饮食的成分中产生的。它们被神经元用于彼此通信，5-羟色胺、多巴胺和去甲肾上腺素都参与决定你的感受。目前的抗抑郁药通过抑制再摄取来阻断突触内 5-羟色胺、去甲肾上腺素或多巴胺的失活，因此，它们被称为选择性再摄取抑制药。例如，如果某种药物可选择性地阻止 5-羟色胺的再摄取，则其被称为选择性5-羟色胺再摄取抑制药。一旦神经递质被神经元释放，选择性再摄取抑制药就会减缓这些神经递质的失活，这延长了神经递质对其他神经元的作用时间。如果将这些药物视为门锁，将神经递质视为猫，那么当你打开门后，你的猫便跑到外面，与邻里的其他猫互动；而当你打开门再让猫回来时，便结束了游戏时间。选择性再摄取抑制药使门锁定，使得猫被迫留在外面并且玩更长时间。最终，邻里(你的大脑)充满了在房屋(神经元)之间奔跑的猫(如 5-羟色胺)。然而，这只是药物如何在大脑中发挥作用的理论，而关于这些药物如何缓解抑郁症症状的实际细节还不得而知。因为美国食品药品管理局并不要求完全了解药物的治疗机制，只要求药物有效且安全。对于大多数患者而言，现代的选择性再摄取抑制药被认为是相对安全和有效的。

为什么当你抑郁的时候难以入眠？

抑郁症通常是具有遗传性的，也可能与其他常见的精神或躯体疾病有关。例如，抑郁症、睡眠障碍和偏头痛可能都有类似的潜在神经机制，它们经常共同出现，且女性患者多于男性患者。在最近一项关于偏头痛患者的研究中，58％的患者同时伴有焦虑；19％的患者患有慢性抑郁症；83％的患者因为睡眠质量差，白天过度嗜睡。睡眠和抑郁之间的联系是很有意思的，这种联系可能提供了了解这两种现象的线索。让我们来看看其中一条线索：未患抑郁症的人在入睡大约两个小时后才开始做梦，而患有抑郁症的人几乎入睡后就立即开始做梦。当抑郁症患者开始服用抗抑郁药时，他们进入第一次梦境的时间会推迟到正常时间。如果没有发生这种情况，那么该药物的治疗效果可能很差。有研究表明，睡眠剥夺对部分抑郁症患者具有抗抑郁的作用，但只有在抑郁的情况下才会产生这种效果。正如我们许多人在大学期间所感受到的，一夜不睡不会让一个没有患抑郁症的人更快乐。事实上，一夜不睡往往会让人焦虑和易怒,这些反应往往是抑郁症的症状。这同样适用于抗抑郁药,也就是说,如果你没有患抑郁症,服用抗抑郁药并不会让你更快乐。对于许多偏头痛患者来说,抑郁症通常始于偏头痛发作,并伴随着失眠和焦虑。大约 25％ 的偏头痛患者患有抑郁症,其中近 50％ 的患者也患有焦虑症。患有偏头痛、抑郁症和焦虑症的人对激素水平的微妙变化及航空旅行、失眠或特定食物更敏感,这些都可能引发一种或几种症状。目前,科学家尚未发现与这些不同疾病相关联的基因。

失眠

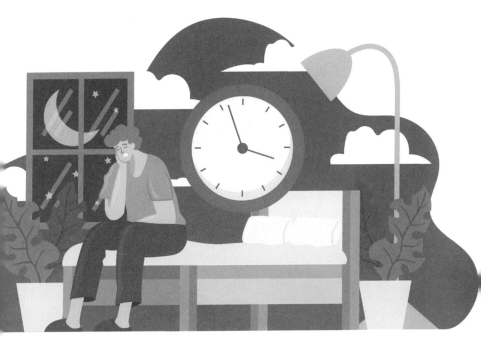

为什么抑郁症如此常见？

抑郁症被称为心理疾病中的普通感冒，因为我们所有人都会在生活中的某些时候产生抑郁。这是一个恰当的比喻，因为我们知道肠道细菌和病毒的不平衡可能是抑郁症的一个潜在病因。抑郁症如此常见，可能是因为肠道细菌多样性的不平衡很容易被诱发。生活方式，如轮班、吸烟、抗生素的过度使用，或肠易激综合征等疾病，都与抑郁症和肠道细菌的减少有关。

对人和蝗虫的近期研究集中在细菌感染的影响、躯体和脑部炎症的发展及疾病行为或抑郁症的出现上。最近的研究表明，抑郁发作期间，患者血液中的促炎症蛋白质水平上升。大多数促炎症蛋白质可以轻松穿过血脑屏障并影响大脑功能。此外，目前的抗抑郁药具有抗炎作用。肥胖的人可产生大量的促炎症蛋白质。综上所述，这些发现也许可以解释为什么肥胖症和抑郁症在工业经济发达的国家发病率高，并且通常是一起遗传的。此外，与不胖的抑郁症患者相比，肥胖的抑郁症患者对大多数抗抑郁药反应不佳。本书稍后会详细介绍。

5-羟色胺在抑郁症中的作用是什么？

神经递质 5-羟色胺在人和蝗虫体内的功能显然是相似的。当饮食不当或外部压力过大导致 5-羟色胺水平过低时，蝗虫和人都表现出孤独的行为，并努力与同类隔离。当人食用色氨酸含量低的食物时，大脑产生的 5-羟色胺就会少得多，人就会表现出许多抑郁症状，如焦虑、易怒和思维困难。当蝗虫吃含有色氨酸的谷物时，它们的大脑会产生更多的 5-羟色胺，它们则变得合群，并且花费大量时间与其他蝗虫一起吃含有色氨酸的田间作物。当患有抑郁症的人服用可增强大脑 5-羟色胺功能的药物时，他们会变得更加快乐并享受朋友和家人的陪伴。抑郁和疾病行为（如萎靡、注意力不集中、嗜睡、疲劳、寒冷、肌肉和关节疼痛、食欲减退）有许多共同特征，由感染状态、促炎症蛋白质水平及特定营养素合成的 5-羟色胺的数量来调节。疾病的症状是由免疫系统引发的，以应对感染或损伤，其目标是在我们康复的同时保护我们免于伤害。

总之，这些相似之处表明，抑郁行为如此常见，是因为它们演变成了一种人们普遍需要的生存机制，代代相传，是一种在充满了伤害和可能被感染的危险世界中生存的有效方法。从蝗虫到人,所有物种都可能进化出忍受抑郁的能力,因为抑郁对个体甚至整个物种都具有生存价值。然而,由于大脑和躯体慢性炎症对健康的负面影响,患者必须积极治疗抑郁症,因为未经治疗的抑郁症会增加患癌症的风险并缩短寿命。具有讽刺意味的是,与抑郁症有关的行为可能是进化的生理反应,这些反应在短期内是健康的,但如果长期持续则是有害的。

什么是双相障碍?

双相障碍患者与前文描述的抑郁症患者有很多相同的症状。除了重度抑郁症的症状外,若要确诊双相障碍,患者还必须具有躁狂症的症状。躁狂症的特点是自尊心膨胀或自大,睡眠需求减少,言语急促,思维跳跃,注意力易分散,易怒,激动,以及关注某些容易产生负面影响的令人愉快的活动或行为,如疯狂购物或愚蠢的投资。许多画家、作家、诗人和作曲家都经受过双相障碍的折磨,如弗吉尼亚·伍尔夫、杰克·伦敦、杰克逊·波洛克和欧内斯特·海明威,并且他们的一些最具代表性的作品都是在躁狂症发作时创作出来的。

双相障碍的最初症状通常出现于青春期后期,常在青少年时期甚至更早期表现出抑郁症状。患有双相障碍的父母,他们的孩子患上这种疾病的风险更高。儿童的症状常常难以识别,因为他们的行为可能被误认为是正常的适龄行为。目前还没有发现单一的遗传标记基因。然而,最近的研究表明双相障碍、精神分裂症和自闭症之间存在一些遗传相似性。双相障碍是一系列症状的集合,表现为大脑多个区域之间相互沟通的中断。在生长发育过程中,大脑某些区域出现突触连接的一些错误会使得一些人易患双相障碍。可能由于这些神经网络发育

双相障碍

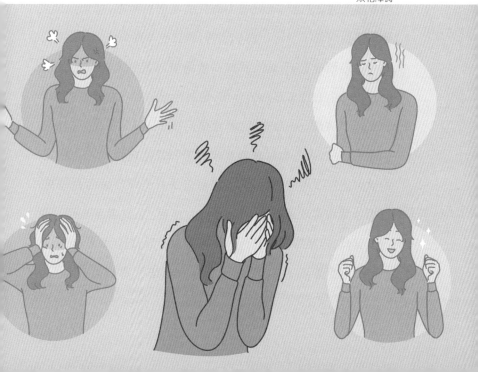

问题,双相障碍患者的一些大脑区域太小或者一些皮质区域太薄。

　　对一些双相障碍患者进行无创检查后发现,这些患者额叶的部分组织较正常人偏小。初步研究表明,对这部分大脑组织进行电刺激可以代偿脑萎缩且可以改善部分耐药的双相障碍患者的抑郁症状。针对双相障碍患者的药物治疗,主要是使用稳定情绪的药物,包括锂盐和抗惊厥药丙戊酸盐、卡马西平和拉莫三嗪等。50多年来,双相障碍的主要治疗方法是服用锂盐。锂可以延长躁狂症发作的间隔时间,但它对抑郁症状的影响微乎其微。然而,通过减少躁狂症发作的频率,抑郁症的发作概率也降低了。这一发现表明,躁狂症与抑郁症之间的循环涉及神经调控机制,这些机制在大脑中以某种方式相互联系。锂在大脑中有许多已知的作用,但其中是否存在抗躁狂的作用目前还不清楚。一般来说,单独使用锂疗法不足以治疗抑郁症的所有症状,大多数患者需要接受锂和其他药物,如抗抑郁药的联合治疗。遗憾的是,许多患者无法忍受锂疗法的副作用,包括体重和食欲的改变、震颤、视力模糊、尝到金属味和头晕等。显然,双相障碍的治疗迫切需要更有效、起效更快、耐受性更好的治疗方法。目前科学家正在积极研究调节神经递质谷氨酸盐作用的新型药物。此外,最近的一份研究表明,已经在帕金森病患者身上成熟应用的深部脑刺激疗法,可能对双相障碍患者亦非常有效。

目前,科学家认为双相障碍是由驱动我们大部分生物学行为的两种力量之间的相互作用引起的,是我们从父母那里继承的遗传风险因素和环境作用的结果。现在很明确的是,童年时期的慢性压力或导致精神和身体创伤的不愉快事件也会导致成年后出现双相障碍症状。利用磁共振扫描和尸检等方法的研究表明,如果在关键发育期有过不良经历,大脑中则会发生结构和功能的变化。这些变化可能对成人大脑功能产生长期影响。此外,如果在生长发育过程中出现生活变故,大脑神经网络的不良发育极有可能在以后的生活中表现出来。显然,遭遇严重的压力事件是导致双相障碍症状的关键风险因素。

尽管双相障碍多数发生在家庭成员中,具有明显的遗传倾向,但其病因目前尚不明确。大多数患者在 20 岁出头时就被诊断出患有双相障碍;然而,对于女性而言,这种疾病的最初症状可能要等到更年期后才会出现。总体而言,生活方式因素可能与体内复杂的激素变化和遗传突变相互作用,从而影响疾病的发生。影像学和遗传学研究已经确定,双相障碍和精神分裂症之间存在有趣的相似之处,这可能有助于进一步阐明这种复杂的情绪障碍。

什么是精神分裂症?

许多精神障碍的发病高峰是在青春期晚期和青年期,包括注意缺陷多动障碍、焦虑、心境障碍、精神分裂症和药物滥用等。如此多的精神障碍在人生这个阶段发作,大脑发生了什么? 一个可能的原因是额叶的髓鞘形成是在 20 岁至 30 岁这个时间段完成的。髓鞘类似于你家中电线的绝缘层,如果不存在绝缘层,电线就不能正常工作或者根本不起作用。影像学研究表明,一旦某些大脑区域的髓鞘形成过程开始,该区域就变得更加活跃。显然,当大脑中的神经元的轴突被髓磷脂完全包裹时,其连接及相互作用的效率最高。额叶是大脑最后一个开始髓鞘形成过程的区域,女性在 25 岁时完成,而男性则需要到 30 岁才完成。这意味着女性的额叶功能的完善平均比男性早 5 年。一般来说,男性被诊断出患精神分裂症要比女性更早,但是,30 岁以上女性的精神分裂症发病率更高。科学家推测,大脑部位随着发育和成熟而变得充分活跃,大脑功能的问题变得明显，因此精神分裂症更有可能被诊断出来。

最新的易感基因研究表明注意缺陷障碍、焦虑、抑郁、双相障碍和精神分裂症与神经发育的某些重要基因有关。到 18 岁时，约 20％的青少年患者会出现精神疾病的症状，这些症状会持续到成年。例如，对立违抗性障碍，往往发生在有注意缺陷障碍或心境障碍病史的家庭中，通常出现在幼儿时期，这些儿童中约 90％的会发展为成人精神分裂症。人类基因组研究表明精神分裂症具有很强的遗传因素，可能涉及数百个与发育和神经可塑性相关的特殊基因的功能。许多不同的环境影响也被认为是危险因素。最近精神分裂症的理论认为精神分裂症患者的大脑（尤其是额叶）存在多巴胺和谷氨酸盐神经系统调节异常，这种失调导致额叶皮质无法控制边缘系统，可能导致精神分裂症患者的认知障碍。无创技术已经允许科学研究人员在易受损脑区内寻找谷氨酸盐功能的变化，然后准确预测哪些患者症状会缓解，哪些不会。这些信息可以让精神科医生对治疗方案做出准确的判断。

为什么精神分裂症患者会听到奇怪的声音？

下面是来自一位精神分裂症患者的一封邮件中的部分内容，它体现了很多常见的精神分裂症的症状，尤其是幻听。

温克医生，我不确定你是否知道为什么，如果你知道的话，请联系我。我觉得我在卧室睡觉时被注射了一些镇静药物，我醒来后对此有些模糊的记忆。几个月后，我开始听到一些非常温柔的声音与我交流，我猜想有人把一个远程无线电脑探针植入了我的大脑。在 7 月的时候，我开始被严重骚扰和侵犯，我确信骚扰和侵犯有时候是通过这个装置来实现的。

为什么精神分裂症患者会听到奇怪的声音？为什么阻断多巴胺受体的抗精神病药可以改善这种症状？近期的一项研究为解决这两个疑问提供了可能的答案。这项研究发现在精神分裂症的动物模型中，动物的听觉中枢的神经回路发生了异常。当精神分裂症患者出现幻听的症状时，其听觉皮质的神经元被异常激活了。

　　精神分裂症患者有时可能会听到一些恶意的语言煽动其跳桥，或听到母亲的安慰性建议，他们所听到声音的类型取决于他们的文化背景。在美国，精神分裂患者的幻听多是空洞的声音，这些声音的内容大多为辱骂或者指示其从事暴力行为，而在印度和加纳，精神分裂症患者多听到一些积极的声音，如家庭成员及上帝的声音。有趣的是，美国精神分裂症患者的症状比印度患者更为严重和持久。

幻听

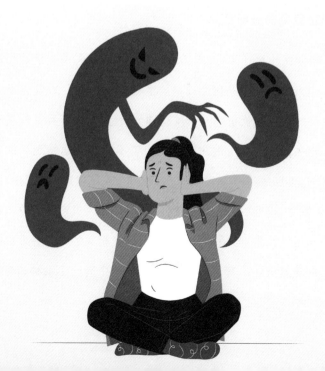

导致出现幻听症状的基因可能会控制大脑产生一种特殊的多巴胺受体。精神分裂症患者大脑中的多巴胺受体似乎过多,因此,选择性阻断这些受体的药物会有效地减少发生幻听的频率。这只是一个简单的例子,它解释了为什么系统地研究大脑的化学和生理学现象可以帮助科学家理解精神分裂症中遗传、神经化学和解剖学变化之间复杂的相互作用。希望这些研究结果可以为精神分裂症患者带来更好的治疗方法和治疗效果。

海豚患有精神分裂症吗?

科学家一直在思考,人类出现精神分裂症和自闭症是否是由我们大脑的快速进化造成的。精神疾病是我们大脑在逐渐往更高级进化的代价吗? 一项精神分裂症、自闭症和其他精神疾病相关的基因分子进化研究比较了不同哺乳动物之间的这些疾病,重点是灵长目动物(如黑猩猩、倭黑猩猩、大猩猩、猩猩、长臂猿、猕猴、狒狒、狨猴和松鼠猴等)和人类谱系。这项研究得出的结论是,与精神分裂症和自闭症相关的基因并非只在人类中频繁进化。有趣的是,在这项分析中有一个物种富含精神分裂症和自闭症的基因：宽吻海豚。海豚会偏执吗？没有人知道。然而，值得思考的是，这类哺乳动物的某些惊人的高智商行为是否是由一些意想不到的基因导致的。

精神分裂症是如何治疗的？

　　无论引起精神分裂症的原因是什么，其治疗方式通常为阻断多巴胺受体。那么，这是否意味着精神分裂症就是多巴胺问题引起的呢？答案是否定的。事实上，多巴胺功能的改变可能并不能导致精神分裂症，相反，精神分裂症的症状可能是神经系统的其他改变（如大脑中的谷氨酸盐功能的改变）引发的继发性症状。这就揭示了为什么阻断大脑中的多巴胺受体可以改善某些症状，而另外一些症状却无法好转。多巴胺受体阻滞剂的拮抗作用只会简单地补偿大脑中某个部位的化学错误。所有神经学家肯定都知道无论抗精神病药的作用机制是什么，它们都只可以显著改善部分而非全部的精神分裂症患者的症状。遗憾的是，这些药物，尤其是 20 世纪 50 年代引入的抗精神病药有严重副作用，可能导致患者出现运动障碍，如帕金森病患者一样。鉴于这些药物的副作用，很容易解释为什么这么多精神分裂症患者讨厌服用这些药物。多巴胺受体阻滞剂的副作用在服药后很短的时间内就会出现,而其疗效却要等两到三周甚至更久才能表现出来。这些药物显著起效需要时间,这段等待的时间意味着这些药物起效需要精神分裂症患者的大脑发生代偿性的功能改变,而这些代偿的机制目前尚不清楚。

3 食物和药物如何 影响你的大脑?

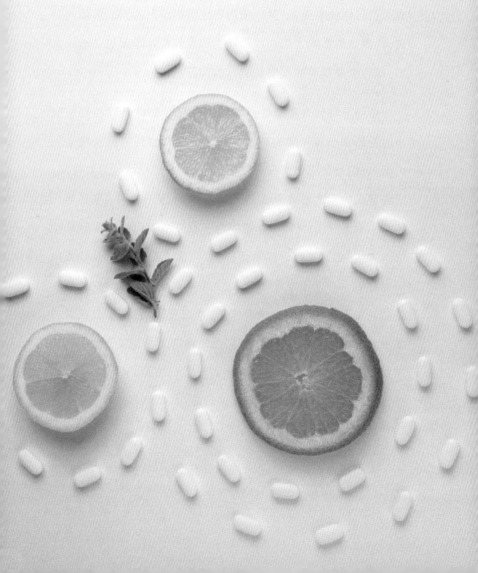

大脑是思想的器官,因此,食物和药物可以深深地影响你的思想行为和感觉。这些影响可以是深远的、微妙的,或者是几乎察觉不到的。为什么你饮食中的部分化学物质会影响你的大脑和你的感受,而另一些则不会? 由于一系列的屏障的存在,许多可能影响大脑功能的药物和营养素永远没机会进入大脑,这其中最重要的屏障就是血脑屏障。

血脑屏障允许脂溶性药物和营养素轻易地通过并且限制水溶性药物和营养素的进入。脂溶性极强的药物很快地进入大脑,它们也会很快离开,这样就减少了它们持续起效的时间。一些常见的脂溶性营养素包括维生素 A、维生素 D、维生素 E和维生素 K 等。烟碱和咖啡因也有很强的脂溶性且能轻易地进入大脑,如果不是这样的话,就很可能不会有人那么频繁地消费它们了。仔细思考一下,这一事实对烟草和咖啡树的成功进化产生了不可思议的推动作用,我们发现,它们加上我们大脑中化学物质的特性,使得它们成为地球上非常重要的两种植物,现在被广泛种植和重点保护。人类行为影响了这些植物,就像它们影响了人类历史一样。例如,咖啡和茶的出现推动了启蒙运动和工业革命。

本章将讨论影响你的大脑并进而影响你的行为的食物和

药物。药物(你的身体为了发挥最佳的功能而需要的)和食物(同样是你的身体为了发挥最佳的功能而需要的)正变得越来越难以定义。的确,一些物质,如兴奋剂和镇静剂的日常使用是如此普遍,以至于我们大多数人甚至不认为它们是药物,而是真正的食物。咖啡、茶、烟草、酒精、可可是食物还是药物？对许多人来说,这种区别毫无意义,因为他们的身体在任何时候都渴望这些物质。很明显,任何你摄入体内的物质都应该被当作药物,不管它是否有营养。在这一章余下的部分中,我将不区分药物和食物,它们本质上只是对身体有独特影响的化学物质。

我们吃的食物和许多受欢迎的精神药物往往都来自植物。许多植物含有与我们大脑内的物质非常相似的物质。这些化学物质的相似之处解释了为什么我们的饮食会影响大脑功能。

为什么植物会影响大脑？

植物产生的化学物质能够影响我们的大脑,因为我们和它们在这个星球上有着共同的进化历史。即使是原始的单细胞生物也能产生许多与我们大脑内的物质相同的化学物质。因此，无论你选择吃西兰花还是虫子，它们所含的化学物质都可能通过改变你的神经元的功能而改变你的感受或思考方式。

　　你与昆虫和爬行动物有相同的进化历史，所以你在被蜜蜂蜇或被蛇咬后，毒液会让你感觉不适。这些虫子或蛇在它们的毒液中加入 5-羟色胺，以增加你被咬或被叮的部位的血流量，从而增加你吸收大部分毒液的机会。我们与地球上的植物和动物共享了历史，这一事实可引出一些有趣的推测。例如，设

西兰花

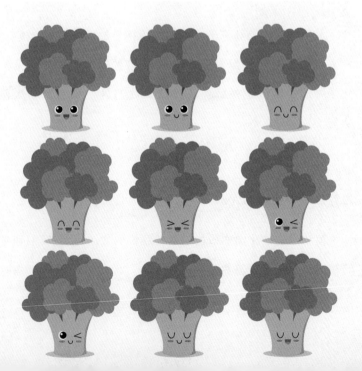

想以下科幻小说中的场景：宇航员行走在类似地球的外星球上，突然被一种灰色且不友好的生物咬伤。宇航员可以看到他自己受伤了，并且这种生物留下的某种液态物质进入了他的皮肤。那他会死吗？不，他不会死，因为人类和这个外星球上的生物物种并没有共同的进化历史和祖先。人类和这种生物有独立的进化路径，使得两者几乎不可能在各自的大脑和身体内使用相似的神经递质分子。

回到地球上，古代文明中的人们当然非常了解某些植物的独特性质以及使用它们的后果。事实上，人们经常用它们治疗各种疾病。这种古老的将植物提取物作为药物的应用，也可能是我们关于大脑如何运作以及它作为思想器官的作用的一系列认识改变的开始。举个例子，生理疾病的疗法如药物治疗或者节食，可能也同样适用于心理疾病，只是让大多数人意识到这点可能需要很长时间。部分是因为对于人类心智而言，这样的疗法牵涉的范围太广，对某些人来说甚至是恐怖的。我们的子孙可能会在他们的饮食中添加一大堆经过高度改良的化学物质，这些化学物质的设计宗旨是增强各种大脑功能。事实上，我们已经拥有了大量可以影响大脑的"药典"，无论合法与否，关于它们的价值和有效性的争论还没有结束。

关于你摄入的任何可能影响你大脑的物质,这里有三个基本原则。首先,每种物质不应被单纯地视为"好的"或"坏的"。你饮食中的药物和食物只是化学物质——不多也不少,你的大脑也需要它们来启动或抑制相应的行为。其次,你消耗的一切化学物质可能有多种效果。因为你的大脑和身体是如此复杂,并且你摄入的化学物质可以同时在大脑和身体的许多不同区域自由发挥作用,它们通常会对你的大脑功能和行为产生许多不同的影响——包括直接和间接影响。再次,药物和食物对大脑的影响总是取决于消耗的数量。改变任何特定化学物质的剂量都会改变其效果的大小和性质。这个原理被称为"量效反应"。一般来说,更大的剂量会对你的大脑产生更大的影响。然而,有时较大剂量会产生与较小剂量完全相反的效果。例如,服用正常治疗剂量的阿司匹林会降低体温,但服用较大剂量时会升高体温。

为何我们会对某些药物或食物成瘾?

有时,某些化学物质会长时间作用于大脑,让大脑慢慢适应它们的存在。随着时间的推移,大脑会表现得仿佛这些药物或食物已成为正常大脑功能的必需物质。这些物质的缺乏会刺激大脑表现出对它们的极度渴望。举个例子，一种非常重要的物质——糖。你的大脑需要糖（通常以葡萄糖的形式存在）才能正常运作。大脑中数十亿个神经元需要持续供应的葡萄糖产生能量，以维持与其他神经元进行通信的能力。大脑每天消耗相当于 12 个甜甜圈所含的葡萄糖。神经元只能忍受几分钟的葡萄糖缺乏，之后便开始死亡。因此，随着用餐后血糖水平逐渐降低，你对食物（尤其是甜食）开始产生渴望。糖，被认为是大脑中理应存在的。糖的缺乏会刺激你的大脑表现出对食物的渴望并激励你的狩猎、觅食行为，如寻找自动售货机来买根巧克力棒。

如果你想体验真正的渴望食物的本能，只需饿一天即可。这样，你可以体验到与物质成瘾者类似的经历。在几个小时内，你将无法想到除了食物外的任何其他东西，你会做任何事情，出售任何东西，甚至从任何人那里偷窃食物，对于此时的你来说，没有什么比吃饱一顿饭更重要。大脑表现得好像无法分辨食物和药物之间的区别，对于大脑来说，食物和药物都只是化学物质。咖啡因、烟碱或几乎任何化学物质的持续消耗都可以在你的大脑中产生类似的代偿性变化——当你缺乏这些物质时,你会产生极度渴望它们的感觉。这种反应恰恰是你的大脑为你所做的事情:灵活应对,帮助你适应可能面对的缺乏某些化学物质的情况,并学会在不断变化的环境中生存下来。当你的大脑缺乏这些已经习以为常的物质(如糖或其他任何你已习惯摄入的物质)时,你的大脑会激发补给它们的冲动。无论所追求的物质的合法性、安全性或成本如何,你都会感受到这种渴望。

你该怪父母吗?

药物或食物对大脑的影响很大程度上受到你的基因、服药的经历以及你对预期的服药结果的影响。例如,如果你对一种药物反应强烈,那你可能对许多类似的药物也反应强烈,你父母中至少一位也可能有同样的经历。许多生理因素,如年龄、体重等,在食物和药物影响大脑与行为的方式中起着至关重要的作用。同样,你也可以从父母那里遗传到会影响药物对你的作用的独特的神经回路。

这个概念被称为初值定律。按照这项定律,每个人的初始激发水平取决于其遗传、生理、健康状况、药物史和环境因素等，对精神活性药物的反应程度取决于所有这些因素的综合影响。例如，对一名容易感到疼痛、焦虑或紧张的患者来说，他在被给予小剂量吗啡后，通常会感到欣快。相反，对一名快乐且不容易感到疼痛的人给予相同剂量的吗啡后，他则通常会感到轻度焦虑和恐惧。如果你发烧了，阿司匹林可以降低你的体温，但在炎热的天气里，阿司匹林却不能让你的身体凉快下来——只有你先发烧了，阿司匹林才能对你发挥作用。如果你长时间保持清醒或前一晚睡眠不好，咖啡会让你兴奋并提高你的注意力；相反地，如果你休息得好，相同剂量的咖啡带给你的兴奋感则可能会减少，甚至使你产生焦虑。紧张性精神病患者静脉注射巴比妥类药物后，会表现得异常活跃，而大多数正常人只会入睡。相比内向的知识型人群，镇静药物更容易让外向、爱运动的人产生焦虑。显然，预测某些药物或食物会如何影响你的大脑功能是一件非常困难的事。依靠他人的经验也是不安全的，毕竟他们的生理特征和遗传史可能与你的完全不同。大脑功能的这一原理即使对于安全而常用的药物或食物，如有咖啡因成分的咖啡或菜等，也是如此。

为什么你会对咖啡因上瘾？

　　研究表明，年轻人摄入的咖啡因的量，与其使用非法药物及一些高风险行为直接相关。然而，这些相关性研究从未研究过长期摄入咖啡因的后果。例如，青春期长期饮用咖啡会导致成年后做出更危险的行为吗？咖啡因的摄入又如何产生如此持久的变化？要回答这些问题，我们首先需要了解咖啡因在大脑中的作用。在成人体内，咖啡因似乎间接地增强了大脑愉快

喝咖啡的人们

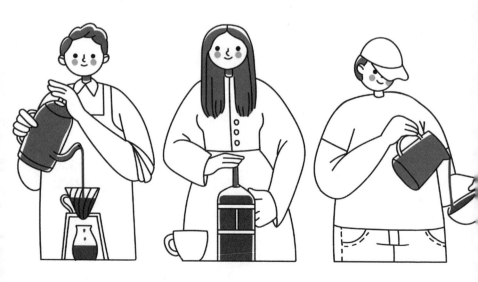

中枢内多巴胺的活性。因此,喝咖啡会产生轻微的欣快感,并鼓励大脑摄入更多的咖啡。咖啡的确会让人上瘾,但与许多物质(如烟草和可卡因)相比,咖啡只会让人适度上瘾。

与成人的大脑相比,青少年的大脑对咖啡因的反应不同。例如,咖啡因会使青少年的运动量大幅增加。此外,与成人相比,青少年长期摄入咖啡因会更快地产生耐受性,这表明在发育的青少年的大脑中,咖啡因使脑化学产生更明显的变化。青少年长期摄入咖啡因会导致他们对苯丙胺类药物(用于治疗注意缺陷多动障碍)更敏感,这也为上述推测增加了证据。幸运的是,目前还没有证据表明咖啡因会促使儿童患上注意缺陷多动障碍。

最近的一项研究表明,青少年在青春期长期摄入咖啡因会改变其大脑的神经化学环境,从而在成年期,大脑对可卡因的反应会增强。相反,成人摄入咖啡因不会产生与可卡因相同类型的增强反应。这种趋势表明,正在发育的青少年的大脑容易受到咖啡因的影响,并且这些变化可能延续到成年期,同时增加可卡因等药物的滥用可能性。因此,从定义来说,咖啡和茶可以说是可卡因的入门级药物,那么咖啡和茶到底是药物还是食物? 有时是很难区分的。

你该吃些什么才能更舒服？

你吃的所有东西几乎都可能直接或间接地影响大脑功能。为了更好地了解食物和药物如何影响大脑，我们可以将它们分为三类。第一类食物和药物中含有的化学物质可对大脑功能产生直接影响，如咖啡、酒精、烟碱、大麻、一些香料和精神活性植物与蘑菇等。这些食物和药物中含有的化学物质对大脑的影响取决于它们在大脑中的含量。有时，这些物质实际在大脑中的含量很少，以至于我们没有注意到它们的影响。例如，肉豆蔻在感恩节的馅饼中少量存在，肉豆蔻可能悄无声息地在我们的身体内转化为"迷幻药"。然而，如果你摄入一整罐香料，你的胃肠就会发出警告（可能伴随剧烈腹泻），更有甚者，如果摄入新鲜的肉豆蔻，那么你很可能在接下来的 48 小时内产生幻觉。

第二类食物和药物会在几天到几周的时间内慢慢影响我们的大脑，这通常被称为"前体加载"效应。这类食物和药物包括各种不同的氨基酸，如色氨酸和 L-赖氨酸；具有高血糖指数的碳水化合物，如马铃薯、硬面包圈、大米、蚕豆、一些矿物质

(特别是铁和镁);含卵磷脂的食物和药物,如甜甜圈、鸡蛋、蛋糕、巧克力和水溶性维生素等。这些食物和药物在特定神经递质系统中具有特殊效应,通常是为了增强其在大脑中的功能。例如,科学家曾经认为,在睡前喝一杯温牛奶或吃一些富含蛋白质的食物会让我们因摄入色氨酸过多而变得昏昏欲睡,从而更容易入睡。目前的证据并未完全证实这种解释,但这个说法证明了我的主要观点:你必须在合适的地方以适当的量,让你的大脑获得足够的各种特定营养素或化学物质,以避免营养缺乏带来的损伤。事实上,色氨酸难以进入你的大脑,特别是同时食用富含其他氨基酸的食物时,如肉类中的火鸡肉,事实上它的色氨酸水平并不是非常高。连南瓜子和蛋清中所含的色氨酸都比火鸡肉所含的多,但没有人认为这些食物会引起嗜睡。那么,这些食物对认知的影响有何科学证据呢? 大多数情况下,这种影响与我们缺乏这些食物时出现的症状有关。例如,研究表明,摄入过少的色氨酸会使我们感到沮丧和愤怒,因此现在有历史学家将多次战争和同类相残行为归咎于低色氨酸饮食。饮食中所含的水溶性维生素(如维生素 B 和维生素 C)过少也会引起大脑功能的改变,但这种变化要在持续缺乏几周后才会出现。通常,相对于第一类食物和药物来说,第二类食物和药物需要更长的时间来影响我们的大脑。

第三类食物和药物含有我们终生需要的但起效缓慢的营养素。此类主要包括富含抗氧化剂的食物（如五颜六色的水果和蔬菜、鱼、橄榄油、果汁、肉桂和其他起抗炎作用的植物性天然香料、巧克力、坚果、豆类、啤酒和红酒等）和药物（如阿司匹林、一些类固醇、烟碱、咖啡因、脂溶性维生素等）。人们在生活中有规律地摄入这些食物可以从中获益。

我们之所以能从这些食物和药物中获益，很大一部分原因是这些食物和药物为我们的大脑提供某种形式的保护，从而使机体免受我们每天接触的最"致命"的东西——氧气的影响。我们消耗食物和药物的过程中，必然也会消耗氧气，同时我们的组织也会受到影响。因此，喜欢吃富含抗氧化剂的食物或者只吃少量食物的人往往会长寿。当然，虽然烟碱和咖啡因可以减少氧气对我们大脑的毒性作用，但这不应该被当作我们早晨喝咖啡或吸烟的理由。

根据食物影响大脑的方式，我们最终得到了不同的食物清单和享用它们的不同理由。如果你想改善你大脑目前的功能或减缓大脑的衰老，你需要吃特定的食物。但事实上，在吃食物时没有人会考虑这些——大多数人只吃好吃的食物，我们的大脑慢慢进化，鼓励我们多摄入糖、脂肪和盐。食物与任何非法或合法药物一样，同时具有消极和积极的作用。这一切都取决于你摄入的食物和药物的种类及摄入量的多少。

怎样才能停止暴饮暴食呢？

你大脑面临的真正挑战是如何阻止你进食，这部分取决于你的体重。大脑通过胰岛素和瘦素这两种激素的作用来控制

暴饮暴食

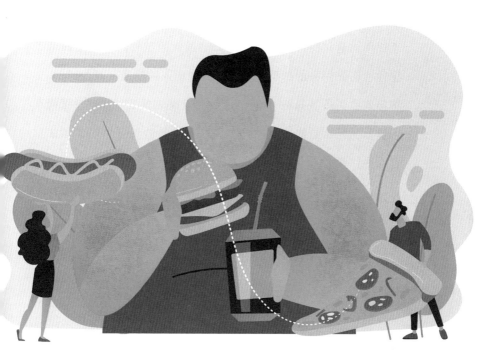

进食,并通过减少食物消耗来做出反应。许多肥胖者的大脑血液中胰岛素和瘦素的水平会持续升高,但他们的大脑却忽略了这些激素信号,因而继续进食。这些激素的有效性受到雌激素水平波动的影响,导致其与性别相关,即女性对瘦素的食欲抑制作用更敏感(由其体脂肪引起),而男性对胰岛素的食欲抑制作用更敏感(由进食引起)。而在食物方面,女性大脑与男性大脑并不遵循相同的规则。

你的大脑也能从各处获得各种反馈,包括从口腔和鼻子中获得的有关食物的味道及气味,以及胃扩张的感觉。遗憾的是,这些信号很容易被大脑忽略——所以我们就会继续吃东西。目前有一些关于大脑如何让我们停止进食的新研究,旨在通过模仿这些反馈信号来研发抑制进食的药物。但这些研究往往会得到同样的结果——短时间内摄入的热量会减少,可大脑接着会适应并忽略"错误"信号,最终又恢复了以往的热量摄入量。为什么会这样呢?因为不摄入足够的热量会对你的生存产生严重威胁,通过限制饮食来减肥是没有进化优势的。40亿年的进化导致了所有生物都会服从以下简单指令:周而复始地寻找并消耗食物中的热量。

当舌头感受到热量来源时,可以通过味蕾内的一系列简单的分子相互作用来通知大脑，从而激活大脑中利用多巴胺、内啡肽、内源性大麻素和食欲肽等神经递质的奖赏回路。最近才发现食欲肽会影响我们的觉醒水平和对食物的渴望。那么，食欲肽是如何优化你的日常生活的呢？通常，释放食欲肽的神经元会在早晨唤醒你，并激活你的食欲，一旦食物到达你的肠道，就会有更多的感受器来感知这些食物的甜味、苦味和其中含有的脂肪等。我们可以将有专门的味觉感受器的肠道当作舌头的延续。这些感受器被激活后会减慢食物在肠道内运输的速度，这将有利于人体在有限长度的肠道内吸收更多的营养素。

是否存在最佳进食时间？

如果你只在上午 9 点到下午 4 点之间吃东西会怎么样？即使你吃了高脂肪食物，你仍会减轻体重并保持身体健康吗？答案是肯定的，但这也取决于你的身体受到的日常饮食和睡眠节律的影响。忽视生物节律的作用会对身体造成显著的负面影响。许多研究表明，上夜班以及这种生活方式所涉及的异常睡眠觉醒节律会产生许多对健康的负面影响，包括失眠、高血压、肥胖、高甘油三酯水平和糖尿病等,这些被统称为代谢综合征。在最近的一项实验研究中,研究人员给小鼠分组,并提供高脂肪食物,其中一组小鼠可以随时接触食物,其他小鼠则只能在正常活动期的 8 小时内接触食物。全天不限时获得高脂肪食物(研究者称为标准美国饮食)的小鼠患有肥胖症、糖尿病等代谢综合征,睡眠觉醒节律不良。相反,限时摄入高脂肪食物的小鼠比全天不限时摄入相同高脂肪食物的小鼠明显要健康。这些幸运的小鼠体内的脂肪相比之前减少了,葡萄糖耐量正常,血清胆固醇也减少了,运动功能获得改善,睡眠周期正

生物节律

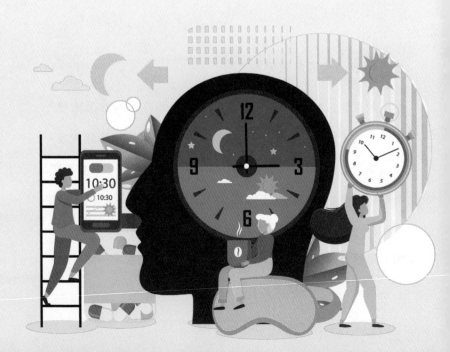

常。最令人惊讶的是,在这个实验研究中,尽管小鼠饮食或喂养时间不同,但实验组和对照组的小鼠每日摄入食物的总热量却没有差异。

因此,适时饮食真的很重要。我们的建议是早进食,不要吃晚餐,绝不要碰宵夜。不吃早餐然后晚上暴饮暴食是导致体重增加和肥胖的重要原因。此外,不吃早餐的人经常食欲难以满足且容易饥饿。如果你经常不吃早餐的话,那么是时候改变你的用餐习惯了。

关于碳水化合物

碳水化合物是由碳、氢和氧三种元素组成的。葡萄糖是一种碳水化合物,通常被称为"糖"。成人大脑具有非常高的能量需求,需要从血流中连续摄取葡萄糖。大脑的重量约占我们体重的 2％,但大脑约消耗我们体内的葡萄糖所产生能量的 20％,是人体主要的葡萄糖消耗者。当神经元忙于处理输入的感觉信息、思考复杂的问题或考虑未来时,大脑会最大限度地消耗能量。你的大脑需要持续获取糖。如果没有足够的能量,大脑很快就会失去思考能力并陷入昏迷。我们必须从饮食中获取糖。在我们进化过程中的某一时段,人类很不幸地失去了将脂肪转化为糖的能力。与一些幸运的动物不同,人类在此时段内没有进行这种代谢的能力。所以,在你从长时间禁食中醒来的早晨,你的大脑会要求你吃大量含糖和其他碳水化合物的食物,如甜甜圈。甜甜圈和富含糖的谷物如此受欢迎是有原因的,你可以将责任推给下丘脑的摄食中枢的神经元。这个机制工作得很好。你早起第一件事就是摄入许多简单易消化的糖,你的大脑就会通过释放多巴胺和内源性阿片样物质给你带来良好的感觉。释放到奖赏中枢的多巴胺的数量与你的饥饿程度成正比,这可能解释了为什么你喜欢早餐吃含糖的麦片和甜甜圈了,特别是你在整夜禁食后再吃会觉得味道更好。你的大脑需要糖来产生对学习和记忆至关重要的化学物质。

糖调节受损可引起老年人学习能力受损,这与阿尔茨海默病有关。科学家最近发现,若是在几十年的时间里,大脑无法持续有效地利用葡萄糖,则会明显导致相应大脑区域的功能退化。当然,这样并不是说多吃糖就可以预防阿尔茨海默病。事实上,摄入大量的糖对你的胰腺或心血管系统来说并不健康。对大脑有益的物质并不总是对你身体的其他器官有益。

关于脂肪

我们的大脑中充满了脂肪，脂肪也在脑功能中起着非常重要的作用。过去，我们很少关注膳食脂肪对精神状态的影响。最近的证据表明，调控膳食脂肪的摄入量或许可以预防或治疗认知功能障碍疾病。有一项研究比较了橄榄油和菜籽油中的单不饱和脂肪酸与来自肉类、鱼类和植物油的多不饱和脂肪酸对大脑区域内细胞的各种生化变化和电生理特性的影响。这种影响对学习和记忆至关重要。经过 11 个月的观察，研究人员发现富含单不饱和脂肪酸的饮食，也称为地中海饮食，改变了脑化学过程，使学习能力得到加强，与年龄相关的认知能力下降也有所延缓，并且患阿尔茨海默病的风险也降低了。这些结果支持我们在饮食中添加菜籽油、橄榄油和鱼油等，并进一步证明了合理膳食对于保持大脑的最佳状态和良好的心理健康状态是至关重要的。

ω-3 脂肪酸是人类饮食的重要组成部分。最近的一些研究发现，ω-3 脂肪酸缺乏可能会影响大脑生理功能，增加认知能力下降的风险。表面上看，这种说法是有根据的，毕竟 ω-3

脂肪酸在大脑中含量丰富,并且参与许多关键的大脑功能。它还可以提高大脑的学习和记忆能力。有人认为,主要来自鱼类的 ω-3 脂肪酸可以减缓认知能力下降,降低痴呆的发病率。这些结论可能对也可能不对,问题在于与这些结论相关的临床试验要么纳入病例太少,要么试验时间太短。因此,试验结果变化很大,可能会产生错误的结论。最近,一项研究调查了 ω-3 脂肪酸的潜在益处。这项研究纳入病例近 3000 人,病例年龄在 60 岁至 80 岁之间,研究持续了 40 个月。他们的日常饮食、药物和健康状况被严密监测。实验组及对照组在教育水平、吸烟习惯和饮酒习惯等方面均相当。结果表明,长期摄入 ω-3 脂肪酸(如通过摄入鱼类或药丸补充剂)不会带来显著的健康益处,认知能力下降也未能得到改善。这意味着单一且良好的饮食习惯,如摄入高剂量的必需营养素,不足以为你正在不断老化的大脑提供保护。

虽然 ω-3 脂肪酸的摄入和与年龄相关的认知能力下降没有显著的相关性,但它可能对抑郁症的治疗有益。通过膳食缓慢补充 ω-3 脂肪酸可产生类似于常见抗抑郁药的作用。将 ω-3 脂肪酸与低剂量抗抑郁药联合使用的治疗方法可能有助于抑郁症的治疗,对那些无法接受常规治疗的抑郁症患者来说,这种方法还可以减少一些抗抑郁药的剂量依赖性副作用。

肥胖如何影响大脑功能与发育？

科学家已经证明肥胖可导致高血压、糖尿病、睡眠呼吸暂停和许多关节炎症等。在排除受教育水平和抑郁症等因素影响的情况下，肥胖个体在认知测试中通常表现得相对较差。此外，在怀孕前和怀孕期间有高脂肪饮食等不良进食习惯的妇女生育的孩子，尤其是男孩子，会在成年后有异常行为（主要表现

肥胖会危害身体健康

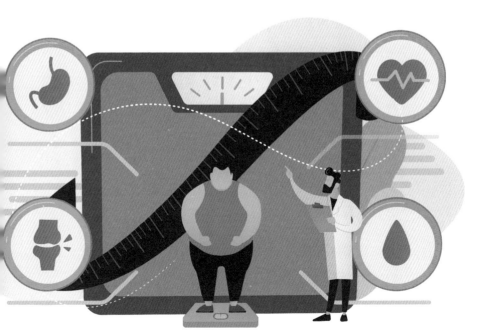

为焦虑）风险。医生经常提醒孕妇监测她们摄入的热量，并在怀孕前和怀孕期间保持健康的体重。孕妇的营养状况、感染情况及怀孕期间的生理或心理创伤都会增加后代患肥胖、糖尿病和精神障碍等的风险。过去受关注的多是产妇营养不良——发育中的胎儿可能缺乏正常生长所需的关键营养素。而如今在美国，人们的担忧已经转移到肥胖对发育中的胎儿大脑造成的影响。母亲肥胖会导致孩子注意力不集中，情绪调节区域受损的概率增加两倍，这种情况在孩子出生后 5 年内仍然很明显。母亲肥胖也会导致孩子大脑中控制进食行为和记忆的区域出现异常。所有这些变化在男孩中更为明显。那么孕妇肥胖是如何损害胎儿大脑发育的？这种损害是由于脂肪细胞释放一些细胞因子到母体和胎儿的身体与大脑中，母亲所拥有的脂肪细胞越多，就会有越多的细胞因子被释放到血液中。如前所述，这些细胞因子的存在增加了孩子之后患抑郁症的可能性。运动可以适度降低大脑中细胞因子的水平，因此孕妇如果超重，可以通过锻炼来缓解抑郁症。

为什么我们都是"吃货"？

　　我们体内有两种不同的神经递质可以使饮食变得令人愉

快,即叫作内啡肽的内源性阿片样肽和内源性大麻素。内啡肽可以增强我们从食物中获取的愉悦感。食用高脂肪和高糖的食物会刺激内啡肽的释放,使我们体验到食物的美味,并确保我们不会过早停止进食,但内啡肽并不会影响我们做出吃东西的决定。选择性阻断内啡肽作用的药物可阻止我们摄入非常甜或富含脂肪的食物。有趣的是,这些阻断内啡肽作用的药物只会减少食用这类食物的乐趣,却不会减少饥饿感。

内啡肽通过减弱我们的饱腹感驱使我们过度食用可口的食物。众所周知,站在自助餐桌旁,我们很容易无意识地过度饮食,尽管我们知道自己应该停止进食并远离自助餐桌,但心里还想着再去拿食物吧。明明我们的肚子已经饱了,以至于呼吸都会感到疼痛,腰带也松动了一截,那么为什么我们不能停止进食?神经学家有一些有趣的解释,其中之一被称为"摄食镇痛",涉及内啡肽。摄食镇痛的功能是让我们进食,即使持续进食已经变得令人不快,因为胃被痛苦地撑到了最大容量,我们却仍然继续进食。从本质上讲,相当于我们将内源性阿片样物质释放到我们的大脑和身体中来阻止这些痛苦感受的反馈。那么当我们吃美味的食物,如芝士蛋糕或浓郁的巧克力时,我们对疼痛的反应会明显减少就毫不奇怪了。这也解释了为什么即使我们已经满足地吃完了一顿大餐,却还可以继续沉醉于甜点的美味中,因为我们基本上已对持续进食的痛苦变得麻木。同样地,如果在我们身旁吃东西的宠物试图夺走我们的那份食物时,我们身体内充满的内啡肽也会减轻食物被夺走所带来的不快和郁闷。

在漫长的大脑进化过程中,食物匮乏一直是人类面临的首要威胁。因此,遗传的特性迫使我们尽可能多地吃任何可食用的东西,直到所有可食用的东西都被吃完。当可口的食物唾手可得时,所有的动物都会忍不住过度食用这些美食。不仅如此,我们还会下意识地阻止其他人拿走我们的食物。不妨观察一下自助餐桌上的人们的姿势,当我们喜爱的美味食物很容易被他人拿到并吃掉时,我们会尽力地去抢先获得这些食物。研究表明,当面前摆放很多食物时,即使这些食物不新鲜或不那么诱人了,我们也会忍不住过度饮食(这对水平不高的厨师来说是好消息)。此外,即使你向某人指出食物不新鲜或者他吃得比他的正常食量要多,他也会继续吃。我们食用美食的生物性动机超过任何理性因素。即使你已经胖了很多,你的大脑也希望你吃得更多。研究表明,肥胖者的血液和大脑中含有大量内源性大麻素。还记得"零食"吗? 我们超重时,我们的身体会通过让大脑中充满内源性大麻素来诱导持续的饥饿状态。内源性大麻神经递质，即内源性大麻素，也有助于增加饮食带来的愉悦感。科学家发现，内源性大麻素增加了我们吃糖时的愉悦感，但对我们不喜欢的其他类型食物的味道却没有影响。例如，如果你讨厌吃豌豆或西兰花，内源性大麻素不会诱导你喜欢这些食物。

糖诱导奖赏感的能力是由大脑奖赏中枢释放的多巴胺赋予的。这个大脑区域告诉你，你的大脑喜欢这种食物，并希望你更频繁地食用它。在内源性大麻素存在的情况下，等量的含糖食物会诱导奖赏中枢释放出更多的多巴胺。那么这意味着什么呢？大脑的内源性大麻素系统通常会使食物尝起来有某种特定味道，内源性大麻素则会增强大脑中的这种自然机制。你的大脑的主要功能是帮助你生存并传递你的"恐惧第一"基因。饮食是由大脑组织和控制以实现日常生存的关键且必要的行为。因此，大脑通过释放内啡肽和内源性大麻素这两种强大的神经递质来奖赏它自己，这成功地消耗了足够多的热量来让我们生存。由于进化塑造了我们的大脑对食物的反应方式，摄入过量的高热量食物已成为现代社会人们面临的主要健康问题。我们的大脑是由进化来塑造的，这在指示我们进食方面非常有效,但在阻止我们进食方面却很低效。

为什么我们会如此渴望高脂肪和高糖食物?

为什么我们会如此渴望高脂肪和高糖食物呢？答案是这些食物实际上改变了大脑的功能。日复一日,年复一年,大脑在脂肪和糖的持续浸润中会慢慢改变大脑摄食中枢神经元的行为方式。随着这些神经元的变化,大脑神经回路也会逐渐发生变化。最终,我们的大脑每天都会"催促"我们吃更多的高脂肪和高糖食物,以便为大脑中不断发生的生理变化提供更多能量。科学家曾经认为,肥胖的人只是沉迷于食物,就像有人对某些物质上瘾一样,也就是说,食物会使人产生愉快的感觉,因此,我们吃大量的食物会产生极其愉快的感觉,但事实并不是这样。几年前,科学家发现了恰恰相反的现象：大脑的奖赏中枢减弱了对美食的反应。在肥胖人群中,多巴胺功能在多年不良饮食习惯的影响下显著受损。因此,肥胖的人需要摄入更多的高脂肪和高糖食物,才能产生曾经只需吃一勺冰淇淋或一个小甜甜圈就能带来的愉悦感。

人天生就会胖吗?

对某些人来说,显然答案是肯定的。这个答案也会受到地域和社会等环境及遗传因素的影响。我们从父母那里继承的基因也起了作用。大量研究表明,肥胖或超重的父母的孩子变胖的可能性是其他孩子的 4 倍。为了降低相应的风险,青少年的父母需要更瘦些,将体重指数保持在 25 以下。当高风险组的孩子看到美味和高热量食物的图片时,相对于低风险组的孩子来说,他们大脑中的有多巴胺依赖性的愉快中枢变得高度活跃。那些出生时就很胖的孩子会继承父母的多巴胺系统,这种多巴胺系统在孩子看到巧克力奶昔时,会比低风险组的孩子大脑中的多巴胺系统更加兴奋。然后,在成年期,大脑会切换规则并需要更多的脂肪、盐和糖,以达到与儿童期水平相当的多巴胺介导奖赏。需要再次强调的是,我们的大脑只有一个目标:让你活得足够长,并把你的基因遗传给你的后代。一旦有了目标,进化的力量就不再关心你的生活质量。因此,无论对长期的健康有什么影响,你的大脑都会经常性诱导你食用能带来快乐的食物。

你的肠道菌群如何保持你的大脑健康？

你的大脑与你的肠道菌群是共生关系。你吃什么你的肠道菌群就吃什么。作为回报,肠道菌群以各种方式帮助你的大脑发挥最佳功能。在过去几年中,大家越来越清楚地认识到如果没有肠道菌群,人类永远不会进化到拥有目前的认知水平。我们的大脑深深地依赖于这些肠道菌群产生的各种化学物质。例如,如果没有这些肠道微生物,我们大脑内的神经元就不会释放5-羟色胺。5-羟色胺在控制情感方面发挥了重要作用。

如果统计你身体内部的肠道菌群细胞数量,其总数可以达到数万亿。当人类成为这个星球上的优势物种时,这些菌群不仅仅是为了"搭顺风车"而已,它们更是让这段旅程成为可能的关键因素。自从单细胞生物在约5亿年前的寒武纪时期完全进化成多细胞生物,它们很快就发现了完全将自己和宿主整合的极大的生存益处。一旦它们进入了宿主,就再也不会离开了。存在于肠道中的数万亿细菌的总重量超过两磅,并且借助人体提供的丰富营养物质,它们还会不断增加。当然了,它们也在不停地为生存而战。肠道中的病毒每分钟都会杀死许多细菌,这些细菌的尸体约占粪便净重的 60％(现在你知道你的便便里都有什么了吧)。

肠道细菌产生许多不同的化学物质,这些化学物质可以影响大脑的功能。它们将你饮食中的复合碳水化合物转化为脂肪酸丁酸盐、乙酸盐和丙酸盐。丁酸盐可以很容易地离开肠道并进入大脑,进而影响脑源性神经营养因子 (brain-derived neurotrophic factor,BDNF) 的水平。BDNF 在神经元的产生、生存及大脑的学习和记忆功能方面起着关键作用。大脑中

肠道菌群

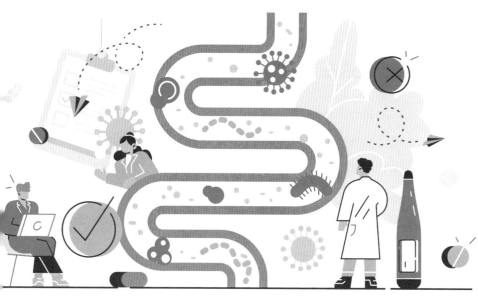

BDNF 水平的降低与认知功能受损和抑郁有关。越来越多的证据表明,肠道菌群在神经系统的发育中发挥着关键作用,并可能导致情绪和行为障碍及许多神经系统变性疾病。

最近的动物研究表明,高脂肪饮食会对肠道菌群的多样性造成负面影响,导致大脑可塑性降低,并增加对焦虑的敏感性。高糖饮食也会改变菌群的多样性,并显著损害学习和记忆能力。

显然,你需要好好照顾这些细菌,这样它们才能好好照顾你的大脑。摄入益生元和益生菌可帮助你保持肠道菌群的健康和多样性。例如,患有严重认知障碍的老年人和体弱人群的肠道菌群的多样性往往也是最低的。

良好的饮食能让你变聪明吗?

鉴于不良饮食习惯会损害认知功能,那么良好的饮食习惯能让你更聪明吗? 最近,科学家花了 13 年来研究吃水果和蔬菜是否真的可以防止人类正常衰老时认知能力随之下降。答案是肯定的! 该研究涉及约 2500 名受试者。研究者完成了研究并对所有受试者的饮食和认知进行了充分的评估。在这项

历时 13 年的研究中, 受试者入组时年龄要求在 45 岁至 60 岁,
他们被要求进行仔细和详尽的个人日常饮食记录。在研究开
始和结束时, 研究人员评估受试者的各种认知能力, 包括言语
记忆和更高的执行功能, 如决策力和思维灵活性, 以及许多其
他测试。研究结果有好有坏。首先, 受试者的饮食由各种水果
和蔬菜组成, 但特别排除了土豆、豆科作物和干果(有的受试者
会对这些食物中的某一种产生特定的并发症, 这可能会干扰结
果)。根据不同类型的蔬果饮食, 受试者被分为四组: 富含叶酸
的饮食、富含 β 胡萝卜素的饮食、富含维生素 C 的饮食, 以及富
含维生素 E 的饮食。研究人员还监测了受试者从食物中摄入
的特定营养素: 叶酸、β 胡萝卜素、维生素 C 和维生素 E。该研
究允许受试者选择每天摄入的饮食量, 因此, 每位受试者每日
摄入的各种营养素各不相同, 以便更真实地反映我们大多数人
在日常生活中的真实情况。在研究结束时, 研究者发现, 食用
水果和蔬菜有显著的益处, 但只体现在脑功能非常有限的几个
方面。当对特定饮食进行更仔细的分析时, 摄入富含维生素 C
和维生素 E 的水果和蔬菜只能选择性地提高言语记忆评分
(受试者被告知记住 48 个不同的单词, 然后在分散注意力后再
回忆它们)。令人吃惊的是, 食用水果和蔬菜对需要其他类型

记忆功能的任务没有显著的帮助,如运动学习任务或识别熟悉的物体。

很明显,你的饮食的每个组成部分都可能以独特的方式影响你的大脑。水果和蔬菜中的天然抗氧化剂,如多酚,通过各种生物作用为大脑提供保护。多酚在自然界无处不在,如科学家通过植物提取物发现超过 50 种不同的植物都含有多酚,且有超过 8000 种这样的含有多酚的化合物。显然,研究这些天然化学物质对健康的各种益处是一项巨大的挑战。科学家研究最深入的含有多酚的化合物可能是槲皮素(存在于苹果、茶、洋葱中)和白藜芦醇(存在于葡萄皮中)。葡萄利用白藜芦醇来抵御真菌。茶叶中含有许多有益的化学物质。对于神经系统变性疾病,茶提取物的摄取可以减少突变蛋白的产生,并且可以抑制阿尔茨海默病患者体内神经元细胞的死亡。虽然茶不是治疗阿尔茨海默病的药物,但鉴于其安全性和使人长期受益的潜力,它仍然是被推荐饮用的。

每天吃个苹果怎么样?

多吃水果对身体有益吗? 我们知道大多数水果富含糖分,

而许多流行的食谱都建议以任何形式避免摄入碳水化合物，特别是糖。关于避免摄入糖有一些很好的理由，但是如果参考这种方法，从你的饮食中剔除水果，那你可能会因此缺少能让你保持长期健康的重要营养素，如乌苏酸。乌苏酸存在于苹果（主要是苹果皮）、蔓越莓、李子、桂花、罗勒、越橘、薄荷、迷迭香、百里香和牛至等中。食用富含乌苏酸的水果可以增强大脑功能，而且当你年龄渐长时，食用这类水果还可以逆转肥胖对大脑的一些负面影响。研究表明，乌苏酸可以通过增加大脑和身体对胰岛素的敏感性来改善认知功能。目前，科学家已经对乌苏酸的生物学机制进行了细致的研究。研究发现，乌苏酸能够纠正由长期肥胖引起的一些代谢异常。但遗憾的是，还没有研究弄清楚我们到底需要吃多少苹果、李子和蔓越莓等才能获得这些益处。

吃水果可以减肥吗？

这是可能的，当然，这取决于除了水果你还吃了些什么食物。你能通过只吃肉而不吃水果来减肥吗？这似乎也是可以的。但从长远来看，这样做是不明智的，因为全肉饮食对健康的影响可能需要很长时间才能看出来。从本质上讲,大众杂志中推广的大多数限制性饮食方案还没有施行足够长的时间,医学科学还未验证其长期风险。饮食限制,即减少热量摄入而保证必需的营养素供应,是唯一科学有效的饮食干预,而且已被证明可以延缓衰老过程并改善健康状况。但我们还是很少听到这种方法,可能有以下两个原因:首先,如果我们所有人都减少常规饮食的进食量,转而食用更多的苹果、蔓越莓和李子等,那么食品生产商不会同意,因为他们的利益会受损。其次,因为缺乏严谨且控制严格的临床研究,饮食限制对长寿的影响从

通过饮食限制达到减肥的目的

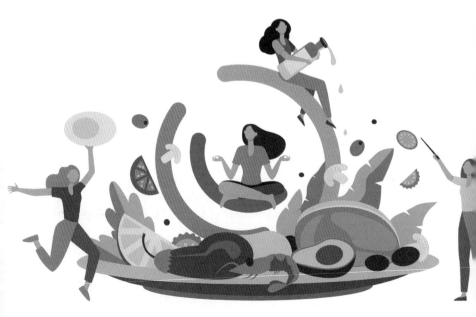

未在人类中得到证实。但在从单细胞生物到大鼠，再到灵长类动物的许多物种中，已经出现了饮食限制对健康和长寿有益的证据。如果你不愿意限制热量摄入，以下篇章中会介绍一些替代方案。

香料对大脑有好处吗？

　　肉桂是从锡兰肉桂的树皮中获得的香料。自古以来，肉桂就有很多用途。中国人称它为"桂枝"，并发现其具有发汗解肌的功效。中世纪的医生在他们的治疗方案中添加肉桂来治疗关节炎和感染（利用柳树皮及从中提取的阿司匹林类化学物质来治疗这些疾病已经有 1000 多年的历史）。最近的一项研究发现，吃肉桂也许能够预防各种与年龄相关的神经系统疾病。肉桂为什么会有如此功效？人食用肉桂后，体内产生的苯甲酸钠可诱导大脑中各种化学物质（称为神经营养因子）水平显著增加。这些因子刺激大脑神经元再生，并有助于已有神经元存活。这两个过程对于维持大脑的健康至关重要。在过去的 10 年中，许多科学研究发现，这些神经营养因子可以预防各种神经系统变性疾病或大大减缓其进展。这些疾病包括阿尔茨海默病和帕金森病等。肉桂还可以降低 2 型糖尿病患者的血糖水平,并可将胆固醇水平降低 25%。因此,肉桂对你的大脑和身体都有益。

姜黄素最早来源于香料姜黄。香料姜黄是药用植物姜黄的根茎粉末,已经被作为食品添加剂和传统的草药在亚洲(如印度)使用了几个世纪。研究表明,姜黄素具有强大的抗氧化和抗炎作用,可能对阿尔茨海默病患者和帕金森病患者有益。在饮食和膳食补充剂中增加天然抗氧化剂、抗炎剂的食疗,正成为一种流行。流行病学和基础研究的结果表明,健康老去的方案正是如你的母亲反复对你唠叨的:健康、有节制的饮食和适度的运动。

食物是你的药物,药物也是你的食物。

——希波克拉底(公元前 460 年—公元前 370 年)

自希波克拉底时代以来的 2400 多年间,我们在科学地理解食物如何对健康产生有益影响方面取得了重大进展。我们现在有充分的证据证明人类食用的食物,特别是茶叶、咖啡和可可豆、芹菜、葡萄、芒果、啤酒花等,对大脑功能有明确的益处。虽然这些食物含有大不相同的化学成分,但它们都含有黄酮类化合物。黄酮类化合物本身并没有营养,但它们被认为是许多食物对大脑产生益处的原因。

黄酮类化合物怎样使我们获益?

为了回答这个问题,科学家研究了大脑中黄酮类化合物在水平极低(在富含水果的饮食中可能达到的水平)时有何作用。黄酮类化合物可直接诱导大脑中的神经元变得更具"可塑性",即更能形成新的记忆。黄酮类化合物通过与某些对学习和记忆至关重要的蛋白质和酶直接相互作用来达到这一目的。黄酮类化合物还可诱导神经元再生,这一过程对于损伤后康复、与毒素的接触及衰老的后果(如大脑炎症水平的升高)至关重要。最近的一些研究表明,黄酮类化合物实际上加快了血液流动,使得大脑更加活跃,从而增强了神经元功能。

那摄入多少黄酮类化合物才够呢?让我们想一下两种受欢迎的食物:葡萄酒和巧克力。如果你消耗了大约 200 毫升的赤霞珠(葡萄酒)或大约 50 克的黑巧克力(可可固形物含量在 70％及以上),那么你几乎摄入了等量的黄酮类化合物。幸运的是,这个饮酒量就是目前所建议的能对普通成年人产生最大健康效应的量。当年轻成年女性饮用富含黄酮类化合物的巧克力饮料时,其脑中的血液流量在两小时内显著增加,同时她们完成复杂的脑力任务时的工作能力都得到了大大提升。没有人确定是否所有黄酮类化合物都能产生这些益处。最近的调查研究表明,哪种类型的食物提供黄酮类化合物无关紧要,你只需要尽可能多地摄入含黄酮类化合物的食物。除了上面提到的食物之外,迄今为止的研究还发现黑加仑、梨、蓝莓、草莓和葡萄柚等都含有黄酮类化合物。你可能已经注意到所提及的健康食物都是深色的——正是它们的颜色使它们对你的身体非常有益。最后需要注意的是,终生食用富含黄酮类化合物的食物可否逆转与衰老相关的学习能力和脑功能的退化,目前没有研究证明其中存在真正的因果关系。不过,为了以防万一,相应地改变你的饮食习惯可能是值得的(如可适量吃点巧克力)。

吃巧克力

对于一小部分人来说,吃巧克力会使他们毫无预警地躁

狂、偏执和愤怒。幸运的是，对于我们大多数人来说，这不是吃
巧克力会出现的典型反应。为了理解为什么巧克力会使一些
人产生愉悦感，而使另一些人无法控制地愤怒，我们需要考虑
一下大多数巧克力的成分是什么。巧克力含有一系列化合物，
有助于让食用者产生愉悦感。如果这些化合物能够进入我们
的大脑，其中许多化合物会表现出很强的精神活性。这是一些
人如此喜爱巧克力的原因吗？又或是一些人陷入愤怒的原因
吗？这两个问题的答案当然都是肯定的。然而，正如我们所吃
的许许多多会影响我们大脑的食物一样，事情并非那么简单。

巧克力

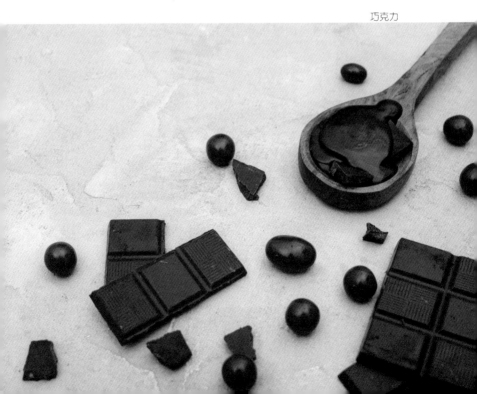

巧克力通常含有脂肪,可以诱导内源性物质的释放,其作用是使人产生欣快感。来自德国的研究人员报告说,一些药物能够阻断吃巧克力时所产生的阿片样物质的作用,这减少了吃巧克力的乐趣。巧克力还含有少量被称为花生四烯酸乙醇胺的大麻素类神经递质。虽然这种物质很容易进入大脑,但巧克力中这种物质的含量可能很低,不足以单独对我们的情绪产生影响。巧克力含有一些类似雌激素的化合物,这一事实也许可以解释最近的一系列报告中所提到的——吃巧克力的男性比不吃巧克力的男性寿命更长(但在女性身上没有看到这种效果,因为她们自己的雌激素供应在更年期前都很充足)。

与巧克力对男性的影响相反,更多的女性强调巧克力可以改善她们的精神状态。在一项针对美国大学生及其父母的研究中,14%的儿子和父亲及33%的女儿和母亲被认定为对巧克力成瘾。在月经周期之前和月经期间,女性似乎对巧克力有着非常强烈的渴望。女性在月经开始前几天孕酮水平较低时会吃更多的巧克力,这时女性也会出现经前症状,巧克力在此期间有抗抑郁作用。另一项研究中,研究人员发现50多岁的女性经常会突然对巧克力产生强烈渴望,原来是因为大多数女性刚进入绝经期时会采用标准形式的雌激素替代疗法,包括服用 20 天的雌激素和 10 天的孕酮。这些女性在服用孕酮期间开始有吃巧克力的渴望。

巧克力含有镁盐,老年女性的镁盐缺乏可能导致绝经后的常见病症,即"巧克力症"。大约 100 毫克的镁盐足以消除这些女性的"巧克力症",但是谁会为此而服用镁盐？值得一提的是,一根普通的巧克力棒含有与一杯红酒一样多的抗氧化剂。很明显,男人和女人有很多理由吃巧克力来获得那难以置信的舒缓、柔和及欣快的效果。

那么,吃巧克力会愤怒是怎么回事？怎么会发生这种情况？巧克力含有苯乙胺,这种物质类似于苯丙胺和一些其他精神活性兴奋剂。当你吃巧克力时,苯乙胺被单胺氧化酶快速代谢。你在巧克力中获取的苯乙胺有一半能在 10 分钟内被代谢。所以,通常只有很少的苯乙胺能到达大脑,因此极少有(或没有)明显的精神兴奋作用。然而,如果单胺氧化酶水平低,大脑中的苯乙胺量可能会达到显著水平。因此,当月经前期女性的单胺氧化酶水平处于最低时,她们最渴望巧克力的舒缓效果,这并非巧合。

巧克力还含有少量酪胺。酪胺可以强有力地诱导肾上腺素的释放，使血压上升、心率加快，并引起恶心和头痛。通常，单胺氧化酶代谢酪胺，帮助你避免了酪胺导致的不良反应。你可以看到问题所在：巧克力中的酪胺和苯乙胺会减缓彼此在人体内的新陈代谢。结果是，如果这两种化学物质在人体内时间过长，血压上升、心率加快、突发兴奋感、胡思乱想、焦虑和愤怒都会随之而来。一项颇具争议的研究声称，单胺氧化酶抑制剂能够将大脑中的苯乙胺水平提高 1000 倍。这个量太大，其造成的实际后果可能是致命的。尽管如此，一些情感脆弱的人群在食用可可粉含量很高的巧克力后仍有可能出现明显的情绪变化。

这一节关于巧克力的讨论的主要观点是植物（如可可树的豆荚）含有多种复杂的化学物质，它们单独来说都不太可能影响我们的大脑功能。然而，当综合考虑时，它们可能在整个身体内发挥复合作用。其中一些效果可能是适宜的，而另一些效果则可能不是如此。区分食物和药物是很困难的，巧克力就是一个很好的例子。

食物中的大脑毒素

食物中充满了毒素和营养,然而,这仅仅是从我们人类的视角来看,而不是从植物的视角来看。我们摄入的绝大部分有毒物质是天然存在于我们吃的植物中的。事实上,人类认为营养丰富的大多数化学物质都存在于我们认为有毒的植物的相同部位。毒素和营养素是植物生存生长的副产品。只要毒素含量不是太高,我们就有能力保护自己免受这些毒素的危害。植物从它们生长的土壤中吸收许多不同的分子,其中一些可以与我们的大脑发生相互作用,一个著名的例子是铝。铝在我们周围无处不在,它是地壳中含量最多的金属元素。然而,不知什么原因,当它被用作炊具、啤酒或苏打水罐头的容器、除臭剂时,我们就变得害怕它。众所周知,任何植物或动物在生命活动中都不需要它。原因在于铝具有高度活性,容易与其他金属和氧气结合形成数百种不同的矿物质。从科学角度来说,由于铝的化学形式特殊,通常铝对人类不具有生物可利用性。这完全取决于铝的化学形式。由于铝与矿物质紧密结合,一般动物无法将其吸收到组织中。

一个世纪前，由于人们开始燃烧某些类型的煤炭作为能源，这一切就随之发生了变化。此外，上了一定年纪的人都还会记得与酸雨有关的恐惧。尽管自工业革命开始以来，人们已经知道空气中二氧化硫和氮氧化物含量升高的后果，但由于"死湖"的出现、大片森林遭到破坏、欧洲大理石雕像的凹坑这些标志性事件的出现，公众关于酸雨的认知在20世纪70年代达到了顶峰。一个世纪的酸雨降落在土壤中，改变了含铝矿物的化学成分。

植物在生长中不需要铝，但它们能够从土壤中吸收铝。如今收获的用于制作面包的谷物通常含有百万分之几的铝。然而，不幸的是，谷物中的铝是以生物可利用的形式存在的，即可以被人类吸收到体内并沉积在组织中的化学形式。食用这些植物的动物也将铝浓缩到它们的组织中。因此，从奶牛身上获得的肉可含有高达1000毫克/千克的铝。这让事情变得有点无法预计。我们的饮食中含铝是否存在风险？与药物一样，它完全取决于食物的摄入量。

有些人容易受体内蓄积铝的影响。例如，几年前某些曾接受透析的患者使用了含有高含量铝的水，随着时间的推移，他们的大脑和身体中的铝浓度开始增加，并导致类似痴呆的行为变化,原因是他们脑内的一些细胞中沉积的铝会导致这些细胞死亡。幸运的是,透析中心工作人员意识到了这种风险,并已采取措施防止问题再次发生。尽管已经在阿尔茨海默病患者的大脑中发现了铝,但铝不会导致阿尔茨海默病。虽然这看起来很可疑,但铝盐会沉积在受伤或退化导致细胞受损的任何软组织中。例如,铝盐也会在冠心病患者的心脏中积聚。

那么除臭剂呢？这些产品中的铝盐只造成了一个后果——它们会刺激我们的汗腺,使汗腺膨胀并关闭毛孔,让汗水到达我们的皮肤表面。从本质上讲,铝会这样做以防止自身被吸收。除臭剂的真正风险来自使用喷雾剂,喷雾剂可能产生雾状铝盐,无意中被人体吸收。因此,你可以继续使用你的铝制炊具——它不会对你的健康造成危害。

4 为什么我们需要睡眠和梦境?

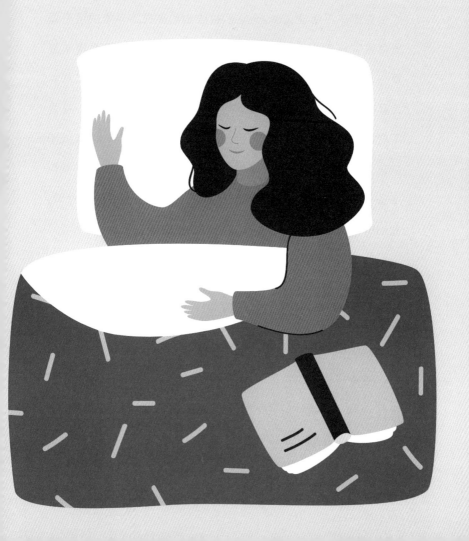

为什么我们的身体由大脑控制节律？一个重要的线索在于这些节律与地球的节律密切相关。我们的身体蕴含着许多生物节律，它们的存在对人类生存至关重要，因为我们是在不断旋转的地球上进化而来的。在过去 35 亿年中，地球上所有的生物都在不断进化着，而它们接收到的最稳定可靠的信号便是太阳有规律地从东边升起。在进化过程中，无论多么简单或复杂，大脑都始终交替经历着光明和黑暗。我们将这种模式称为昼夜节律。如今，伴随着 35 亿年的太阳东升西落这一亘古不变的现象，我们的身体已经建立了一种可靠的节律：当太阳从东方升起时，我们的眼睛告知我们的大脑是时候为生存繁衍准备活动了；而当太阳在西边降落时，经过漫长而清醒的白天，我们的大脑会告诉我们的身体是时候准备睡觉了。

什么是睡眠？

在长期清醒状态下，正常的大脑功能会发生怎样的退化呢？本章将探讨为什么睡眠剥夺会引起心理疲劳、注意力不集中和决策能力差，以及学习障碍、偏头痛风险增加和癫痫发作等。睡眠对我们的整体健康至关重要。研究表明，对于人类、老鼠和苍蝇来说，完全失眠最终都会导致生物体死亡。

每天，我们的大脑都会经历三个完全不同的意识阶段：①清醒状态；②梦境睡眠，睡眠过程中大脑是活跃的；③非梦睡眠（又称慢波睡眠），睡眠过程中大脑活动水平很低。

目前普遍的观点是，我们人类熟悉的睡眠模式——梦境睡眠和非梦睡眠之间的循环平衡，大约1.5亿年前在哺乳动物中首次出现。在此之前，大脑要么处于活跃状态，要么处于不活跃状态。如果这是真的，那么这意味着恐龙从未有过梦境。梦境要求不断进化的大脑在清醒状态、梦境睡眠和非梦睡眠三者之间寻找一个完美的时间平衡点。对于一些动物来说，保持清醒状态、梦境睡眠和非梦睡眠之间的平衡可能相当具有挑战性。例如，海鸟不断地在水里凫游、在空中飞翔，所以当海鸟的一侧大脑半球处于深度睡眠的同时，另一侧大脑半球必须保持高度清醒。再以海豚为例，它必须不停地游泳并浮出水面呼吸，因此，海豚永远不能将整个大脑置于深度睡眠中。

睡眠为何如此重要？

是什么让睡眠如此重要，以至于大脑允许身体处于无意识状态？当大脑不断进化的时候,处于睡眠状态是一件非常危险的事情。无意识状态下,身体无法感知周围的环境,不能及时地识别危险信号,从而容易受到攻击。显然,处于无意识状态在某些方面对你的生存是至关重要的,否则你的身体不会有睡眠这么危险的行为。

最近的一项理论认为,长时间的清醒状态下大脑正常运转过程中所产生的代谢废物会导致脑功能衰退。这项理论还提出,睡眠是去除这些累积在脑细胞间隙的代谢废物所必需的。

睡眠

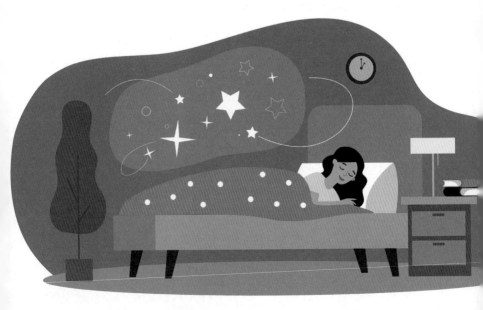

睡眠不仅为大脑清除代谢废物提供机会,还与神经元之间连接的不同变化密切相关,从而改善或者加强神经元之间的信号传递。这种神经元之间信号传递的改变正是新记忆形成的基础。从本质上讲,当你处于睡眠状态时,你的大脑正在重新激活你白天清醒时所经历的神经活动模式。大脑此时就像是在放映白天所经历事情的录像带,重播这些事情并删除模糊或者不重要的部分,然后强化对你来说清晰或者重要的部分记忆。本质上,睡眠和梦境是大脑进化而来的清除清醒状态下所累积的机体代谢废物的方式。

你不是被迫处于睡眠状态的,睡眠不是一个被动的过程。从清醒状态过渡到睡眠状态是一种涉及许多不同神经递质激活的主动过程。其中,对这种过渡最关键的神经递质便是 γ-氨基丁酸,它是大脑主要的抑制性神经递质。γ-氨基丁酸总是抑制其他神经元的活动。增强 γ-氨基丁酸作用的药物对许多神经功能障碍疾病有治疗效果,尤其是在治疗焦虑和失眠方面具有显著效果。例如,酒精和许多抗焦虑药都是通过增强 γ-氨基丁酸对其蛋白受体的作用来抑制大脑活动的。

我们的身体还有其他哪些节律呢？

每天早晨太阳升起，你身体中的细胞和器官就开始了一天的节律，其中最重要的节律之一就是体温变化。你是恒温动物，你的大脑严格控制着你的体温，使其不会随环境温度的改变而剧烈变化。一天当中你的体温只会在一定的范围内有节律地波动。具体来说，每天早上你醒来的时候，你的体温处于一个较低的水平，但是之后你的体温会迅速上升到一个峰值并一直维持到晚上，在你入睡后你的体温开始下降，如此周而复始。这就是为什么你最好将卧室的空调温度适当调低，因为这样可以帮助你入睡。

在你处于睡眠状态的时候，你的身体仍然有着许多重要的节律。睡眠的开始与许多激素的水平的显著波动有关。当你入睡的时候，你的身体会释放生长激素和其他有利于伤口愈合的化学物质，因为你的大脑已经感知到接下来的几个小时是机体恢复的绝佳时机。当你睡着后，身体产生的胆固醇和甘油三酯会增加，这解释了为什么你最好在睡觉前服用他汀类降胆固醇药。当你早上醒来的时候，你体内血液中的应激激素——皮质醇处于一个很高的水平，随后会在一天中慢慢降低。你大脑中的节律时钟也会影响你的感觉、思维，以及药物对大脑的作用。例如，上午晚些时候你能更好地完成脑力任务，而在晚上你就更容易受到酒精和镇静药的副作用的影响。

当我们打乱这些节律时会发生什么？

跨越时区旅行会影响大脑和身体活动，尤其是当飞行方向与地球自转方向相同时，也就是向东飞行时更为明显，因为那时你会提前经历太阳的升起，这比大脑预期的要更早。例如在国际比赛中，在主队存在主场优势的前提下，向东航行的客队的平均胜率为 37％，而向西航行的客队的平均胜率为 44％。科学家已经认识到，我们每天都需要保持正常的睡眠节律，最好是在固定的时间醒来，固定的时间入睡，否则，我们面临的后果就不仅仅是"输给主队"这么简单了。

为了了解失去节律对大脑和身体有着怎样的负面影响，研究人员将实验对象隔离在洞穴，让他们看不见太阳的东升西落。一开始，实验对象还可以保持正常的主要节律。随着夜晚的降临，他们的体温开始下降，几乎在同一时间睡觉，并且同往常一样在几乎相同的时间醒来。然后,当待在洞穴里面的时间越久,他们会开始不知不觉地晚一个小时睡觉。这是为什么呢?答案就在于大脑并不存在 24 小时制的生物钟。事实上,我们大多数人的生物钟都晚一小时,即 25 小时制(有些人甚至可能有 36 小时制的生物钟)。这就是为什么每个人都觉得看着喜欢的电视节目晚睡一小时比较容易做到,而提前一小时入睡却相当困难。因为无法感知每天早晨太阳升起,所以除了晚睡一个小时之外,你的身体还会开始出现其他的调整。其中一个主要变化就是体温的节律性波动,特别是体温最低的时间点会发生改变。在进入山洞之前,体温在刚刚睡醒前一段时间处于一天中最低的水平;在山洞待一段时间后,最低体温的出现时间会推迟到中午,大脑会感知到这一点而将此刻作为一天的开始。这些重要生物节律的改变预示着身体正在被扰乱。不幸的是,研究对象从洞穴出来之后,已经出现的生物节律破坏仍会有持续的影响。其中,抑郁症便是最常见的负面影响之一。目前,研究者认为那些容易患抑郁症的人可能是由于他们正常的睡眠—觉醒周期被扰乱而患上疾病。另外,最近一项有关参与控制大脑生物钟机制的基因的研究表明,这些基因的遗传缺陷可能是双相障碍等情感障碍的基础。这就是为什么对于患有严重抑郁症或者双相障碍的人来说，保持正常的睡眠—觉醒周期至关重要。也就是说，这些人最好每晚在同一时间入睡。正常睡眠—觉醒周期被破坏或许也是跨时区旅行可以在易感人群中诱发抑郁的原因。

睡眠和饮食是怎样相关联的？

睡前饮食可能会改善你的睡眠质量。最近一项研究表明，甜食可能有助于睡眠。血糖水平上升可以促进能够改善睡眠

甜食

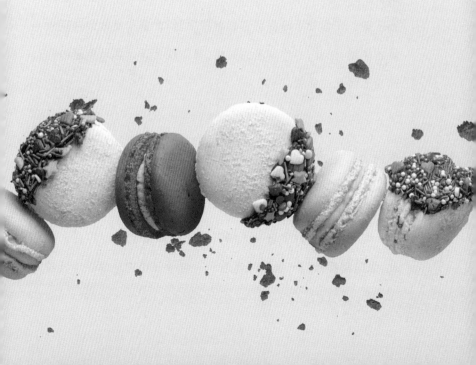

的神经元活动。这些神经元存在于缺乏血脑屏障的脑区，因此，它们可以感知血糖水平的上升，并且使你感觉到困倦。这可能解释了为什么在饱餐过后你喜欢小睡一会儿。另一方面，这也表明了大脑为了维持正常的生理功能需要大量的血糖提供能量。

白天，脂肪逐渐累积，肌肉加快对糖和脂肪的新陈代谢，你的肝脏正忙于合成糖原（糖的一种储存形式）和胆汁（用于吸收脂肪），而你的胰腺正在忙着释放胰岛素以应对进食。晚上，这些过程正好相反，例如，脂肪的分解代谢增加。这解释了为什么获得充足的睡眠，即 7 到 8 个小时，对维持正常体重来说相当关键。在你处于睡眠状态和梦境中时，大脑和身体会消耗大量的能量，因此，当你醒来的时候，身体就会开始汲取能量以弥补晚上消耗的能量。

你的大脑是如何控制节律的呢？

太阳升起，你也睡醒了，接下来应该做什么呢？答案是吃。

吃和睡这两件事自从大脑开始进化以来就同时存在。因此，大脑都释放同一种神经递质——食欲肽将你从睡眠中唤醒并且诱导你进食，这一点就不足为奇了。在整个大脑中，存在着数以亿计的神经元，其中仅存在着约 70000 个释放食欲肽的神经元。然而，这些数目相对较少的神经元却控制着许多其他更为人熟知的神经递质，如 5-羟色胺、组胺和乙酰胆碱。它们时刻控制着你的觉醒和注意力。打个比方，你可以将食欲肽视为"指环王"，它控制着其他神经递质。

如果食欲肽能神经元开始死亡，将会发生什么呢？答案是你会患上发作性睡病（俗称嗜睡症），这是一种无法治愈的神经系统疾病。发作性睡病是一种自身免疫性疾病，这意味着你的身体正在攻击自己的一部分；对于发作性睡病来说，大脑中的食欲肽能神经元会被自身的免疫系统所攻击。发作性睡病的症状包括白天过度嗜睡、睡眠麻痹、入睡前幻觉（发生在睡眠开始时）和夜间睡眠障碍。白天，发作性睡病患者无法控制自己，间歇性地进入睡眠状态，这些症状有时是由强烈的情绪所致。只要一进入睡眠状态，发作性睡病患者几乎就立即进入梦境。这是不符合常规的，因为大多数人在入睡大约两个小时后才会进入梦境。最近有研究表明，食欲肽能神经元缺失、长期压力和睡眠剥夺可能和肥胖以及与年龄相关的认知能力下降有关。以下是对睡眠过程的具体分析。

睡眠由两个不同的阶段组成：非快速眼动睡眠和快速眼动睡眠。非快速眼动睡眠有四个独特的阶段，睡眠程度由浅入深。首先在开始入睡后，你大约会花 90 分钟由浅入深进入深度睡眠状态；然后过程开始逆转，睡眠程度开始慢慢由深变浅直到最后切换到快速眼动睡眠阶段。快速眼动睡眠是精神上最活跃的睡眠阶段，这段时间梦境最常发生。在快速眼动睡眠或梦境睡眠期间，你的眼球在眼睑下来回移动，这就是为什么这个睡眠阶段会被称为快速眼动睡眠。在一个典型的睡眠全过程中，你的大脑经历了 6 到 8 个非快速眼动睡眠到快速眼动睡眠交替循环周期。正常时长的快速眼动睡眠有助于解决创造性问题，因此，夜间做梦是让我们白天变得更加聪明的必要因素。然而，这并不意味着你睡的时间越长越好。神经学家发现最佳睡眠质量（达到非快速眼动和快速眼动睡眠阶段之间的平衡状态）才是决定大脑最佳功能状态的基础。

为什么你有时醒来会出现肌肉麻痹状态？

在快速眼动睡眠期间，你的肌肉处于麻痹状态，这样身体才不会表现出梦境中出现的动作，从而避免了脆弱时被捕食者发现的危险。当你做梦时，许多不同的神经递质传递信息到脊髓使你全身的肌肉处于麻痹状态。有时当你进入或离开你的梦境时，这种麻痹状态可能启动太晚或不能及时关闭。这种现象被称为"快速眼动张力缺失"，大约有 60％的人在其一生中至少经历过一次。觉醒麻痹可能就是因为分泌 GABA(γ-氨基丁酸)抑制性神经递质的神经元不能及时停止释放而造成的。一个经典的例子就是，很多人说他们完全醒来时发现身体不能动。显然，这会引起相当大的恐惧。很多人也报告说当觉醒麻痹发生的时候，他们感觉好像卧室里不止自己一个人，这增加了他们的恐惧感。通常，麻痹消失得很快，且没有任何后遗症。频繁的觉醒麻痹可能暗示着潜在的脑干功能障碍；然而，目前掌握的相关信息相当有限，我们还无法充分理解觉醒麻痹背后的具体原因。

为什么有些人睡觉时会将梦境的内容表现出来？

有些人，通常是老年人，处于睡眠状态时，在梦境中会出现一些异常的击打动作。这些动作往往会使他们的床伴受到伤害，对床伴来说这是极大的潜在危险。这种现象称为快速眼动期行为障碍,可能是由脑干中一组分泌 GABA 的神经元的退化造成的。表现有快速眼动期行为障碍的中年男女,在症状出现 6 年后患帕金森病的风险增加约50%。一些特别的生活方式或营养方式,如喝含咖啡因的饮料、吸烟或饮酒,并不会影响症状的发生。最近的证据表明,快速眼动期行为障碍可能发生在生命的早期阶段,甚至也可能发生在 20 岁左右。

你做梦的时候会发生什么?

每个人都会梦见一些事情。即使不记得昨晚梦境的具体内容,但是你的确做了梦。科学家曾经认为,你只会在快速眼动睡眠期间出现梦境。现在,科学家意识到不是所有的梦境都会发生在快速眼动睡眠期间;你在非快速眼动睡眠期间也会出现梦境,尽管每个阶段梦境的性质都是截然不同的。当你在做梦时大脑在做什么? 这是我们研究人类和其他动物的梦境后得出的结果:在白天,海马(大脑的一个重要结构)正忙着收集与你生活中所发生的事件相关的感觉信息。到了晚上,当你处在非快速眼动睡眠阶段时,海马将当天的活动以放"电影"的形式展示给额叶皮层。这些"电影"被转换为神经信号呈现给大脑。这些"电影"是以压缩的神经信息包的形式呈现的，"电影"的播放速度比现实生活中事件的发生速度提高了大约 11 倍。为什么？考虑一下你的大脑每天晚上面临的挑战 ——你过去 18 小时发生的所有事情需要在快速眼动睡眠期间这个相对更短的时间内被处理为神经信号。也就是说，因为你在清醒状态下收集信息和掌握知识所花的时间远比你在睡眠状态下处理这些信息所花的时间更多，所以在梦境中，你的大脑需要加倍努力地工作。尽管我们的神经元在以极快的速度处理信息，但是大多数梦境会有一个现实的时间感（稍后会详细介绍）。在非快速眼动睡眠期间出现的梦境往往比较简单，叙述也较少，而在快速眼动睡眠期间发生的梦境却要复杂许多并且更情绪化。梦境的内容是关于你认识的人，你去过的地方，你在电视或者电影里看到的地方，你阅读过的书中所发生的情节，你想象的事情，以及你生活中的日常事件等。这些想法和记忆就像书写梦境故事线的字母表。例如，我敢肯定没有哪位正在阅读此页的读者曾经梦到过我（当然，除非你见过我）。此外，星球大战系列电影出现之前，没有人会梦到伍基人或塔图因峡谷克雷特龙。从来没有人梦到过来自另一个星球的真正的外星人，因为没有哪个居住在地球上的人亲眼见过外星人。

男性的梦境内容在许多重要的方面与女性的有所不同。当数百名测试对象在睡梦中被叫醒的时候,女性测试对象经常报告在梦中看见了明亮的颜色,而男性测试对象看到的却是相对来说比较灰暗的颜色,大多数男性测试对象看到的物品都以褐色的柔和色调或灰度色调呈现,而且女性在月经期间会看到更明亮的颜色。另外,女性可以记住梦到的伴侣的身份并注意到她们的伴侣的手和脸。相比之下,男性通常不知道他们梦中伴侣的身份,也看不到他们伴侣的面容。你可以关注一下自己

梦境

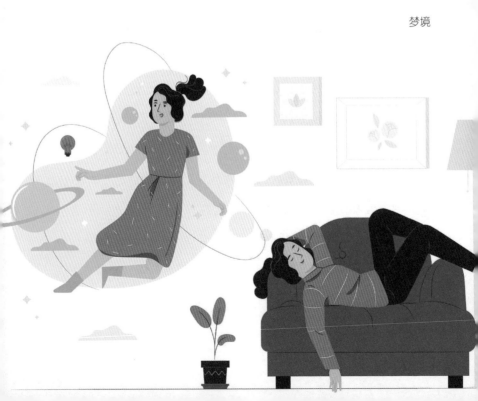

的梦境，看看自己梦中的内容是否与本书提到的一致。

　　大多数梦境倾向于以牺牲理性为代价来重点突出强烈的感情。神经学家认为梦境中的强烈感情与一个大脑结构——杏仁核在此期间非常活跃有关。你梦中所害怕的事情也可能是你清醒状态下所恐惧的。你的性格在梦中不会发生改变。梦境的内容反映了你清醒状态下的基本观念。

为什么你有时会梦见自己被活埋？

　　为什么有些梦境中你会有被活埋或者无法呼吸这类令人可怕的感受？这些窒息的梦境通常发生在非快速眼动睡眠期间，此时你的呼吸和心跳显著减慢。如果你在经历这些生理状况的同时进入梦境，你的大脑会将对这些生理状况的感知融入梦境中。有时候，你仅仅是躺在床上裹着床单睡觉就会被传递一种足够的感官刺激，从而在梦境中会有一种窒息的感觉。

儿童的梦境有什么不同吗？

儿童的梦境并没有像成人一样被大量研究。一般来说，儿童的梦境与大人的梦境存在不同，很大程度上取决于大脑的发育水平。儿童通常在 2 岁的时候才有能力讲述他们的梦境内容。只有大概 20％的 8 岁以下的儿童会从快速眼动睡眠阶段醒来并回忆起梦境（而成人为 90％）。一些研究表明，儿童的梦境内容往往是静态的、乏味的，而不像大多数成人的梦境那样充满活力和情感。然而，因为当儿童被问起他们的梦境时，他们还没被完全唤醒，所以这些研究的结果常常会受到这个因素的影响。虽然有些儿童在 3 岁的时候就参与了自己的梦境，但一般直到 6 岁或 7 岁的时候，儿童才会以一个活跃的角色出现在自己的梦中。这表明了梦境出现的形式，类似于儿童的许多其他更加高级的认知能力，是由一个渐进的、高度可变的发展过程决定的。青少年的梦境，特别是那些反复出现的不愉快梦境，经常与遇到怪物或动物、遭受身体攻击、摔倒和被追逐等有关。

什么是清醒梦？

对于大多数人来说，梦境通常是在无意识状态下发生的，也就是说，梦境不受他们的直接控制，也没有自我反省或具有洞察力、判断力、抽象思维等特点。然而，有些人却能够控制他们梦境的内容——我们称这些人为清醒梦者。清醒梦者的大脑与非清醒梦者的大脑有什么不同？当处于梦境状态时，非清醒梦者的大脑额叶相对不活跃。相比之下，清醒梦者的额叶背部或顶部非常活跃。神经学家认为这种额叶激活模式的差异是清醒梦者在梦境中有自我意识并且可以控制梦境内容的基础。儿童和青少年比成人更容易出现清醒梦，这表明随着大脑逐渐发育成熟，我们这种可以控制自己梦境的能力在慢慢消失。

现实中有些人能清晰地回忆起他们的梦境内容，而有些人却对梦境记忆模糊，这可能与梦境状态下哪个脑区被激活有关。那些对梦境记忆清晰的人，他们的内侧额叶和后颞叶内有更多的血液在流动。因此，对梦境的记忆程度取决于梦境状态下是否有特定的脑区被激活（也就是说，是否集中注意力）。

梦能持续多久?

当你做梦时,大脑确实有能力在没有时间线索的情况下估计时间的快慢。然而这种评估的准确性会波动,大脑在睡眠的最初几个小时里高估时间的快慢,在醒来之前的最后几个小时里低估时间的快慢。这是为什么呢? 人在睡眠的最初几小时主要处于非快速眼动睡眠阶段,在这期间觉得时间过得较快。因此,大脑会在非快速眼动睡眠期间的梦中高估主观经历的睡眠时间。相比之下,快速眼动睡眠在凌晨的几小时占主导地位。因此,大脑在快速眼动睡眠期间会低估主观经历的时间。因此,在早上闹钟响起前的几个小时,你需要更长的时间才能从梦中醒来。

什么时候起床或睡觉是否重要?

答案是肯定的。早起型人群起床早,他们在早上的几个小时精神和生理方面处于最佳状态,入睡也比较早。而晚睡型人群更喜欢待到深夜,很晚起床,在傍晚或者晚上工作效率最佳。

晚睡型人群与早起型人群相比，很明显更加容易遭受低质量睡眠、白天功能失常和睡眠相关焦虑症的困扰。更令人不安的是晚睡与年轻健康人群的海马体积缩小有关，而海马的萎缩又会影响学习和记忆能力。所以，什么时候起床或者睡觉自然是很重要的。

和谁睡在一起重要吗？

　　答案是非常重要。曾有科学家以夫妻为研究对象，以非快速眼动睡眠和快速眼动睡眠平衡、研究对象的主观感受为标准，来评估他们的睡眠质量。对于女性来说，和男性睡在一起会降低她们的睡眠质量。但是，在睡觉前有性接触会缓解负面的主观感受，却不会改善非快速眼动睡眠和快速眼动睡眠平衡这一客观标准，也就是说，女性的非快速眼动睡眠和快速眼动睡眠平衡仍不正常。相比之下，无论睡前是否有性接触，男性的睡眠效率不会因和女性睡在一起而降低。与女性不同的是，男性在单独睡觉时对睡眠质量的主观评价较低。因此，男性受益于和女性睡在一起，而女性却不会因和男性睡在一起而受益，即使睡前有性接触会改善女性的主观感受，但是仍会对女性的睡眠质量产生负面影响。

为什么你早上需要喝一杯咖啡？

　　闹钟响了，你睡醒了，却仍然昏昏欲睡，这是为什么？按道理来说，在早上昏昏欲睡是讲不通的，因为毕竟你才刚刚睡了好几个小时。难道醒来后不应该精神焕发吗？答案却是否定的，下面我来解释原因。在早上醒来的前几个小时，你大部分时间都处于快速眼动睡眠阶段。你的大脑在做梦期间非常活跃，迅速消耗大量的能量分子 ATP（adenosine triphosphate，腺苷三磷酸）。ATP 的"A"代表腺苷。大脑中腺苷的产生和释放与睡眠时的代谢活动有关。大脑中腺苷水平的增加与困倦程度之间存在直接关联。为什么？腺苷是一种神经递质，它会抑制负责唤醒和注意力集中的神经元的活动。你醒来昏昏欲睡就是因为在做梦期间你的大脑内逐渐积累的腺苷碎片。有什么方法可以减轻这种困倦呢？答案是喝咖啡。咖啡中的咖啡因会抑制腺苷的活动，从而将大脑中负责唤醒的神经元从这些化学分子的枷锁中解放出来。至少在咖啡因的作用消失之前，你的注意力会得到改善，能准备好做任何事。

在美国,咖啡因是一种最为广泛消费的具有精神活性的原料(合法的)。这很容易理解。咖啡因可以迅速提高我们的身体机能和认知能力,并且通常会改善我们的心情。大量研究已经证明咖啡因可以提高注意力。不幸的是,这些研究大多数是在年轻人中进行的。神经学家对咖啡因在老年人中的潜在作用知之甚少。矛盾的是,有一些研究发现喝咖啡对老年人没有好处,但也有研究得出结论,老年人实际上从咖啡因中受益更多。

你会睡眠过度吗？

还记得小时候患了麻疹或者其他一些传染病时,你会从周一一直睡到周四吗？当你生病的时候,入侵的细菌或病毒会诱导你的免疫系统激活并抵御这些危险因素。在这场免疫"战争"中,入侵微生物的残骸会释放一些分子,包括细菌细胞壁碎片(脂多糖)和来自病毒内部的小部分核酸,这是机体的正常免疫应答。但随之而来的是,这些炎症蛋白随血液进入大脑并诱导了一个正常的长时间睡眠周期。大脑已经进化出了一种能力,可以让你睡觉以应对疾病,并以此来促进受损或受感染的机体愈合。

同样的原则也适用于其他动物,睡得越多的动物往往越健康。动物每天睡眠的小时数与白细胞总数是呈正相关的,而与动物的感染频率呈负相关。然而,有时候大脑诱导机体睡眠的正常反应会超过正常范围,导致睡眠时间过长。克莱恩-莱文综合征就是这种极端机体反应的一个很好的例子。偶尔在出现轻微的上呼吸道感染相关症状、急性轻度发热或者扁桃体炎之后,有些人会出现过度睡眠,也就是我们所说的嗜睡,这种症状通常会突发突止。有时候睡眠会持续几天到几周时间。嗜睡的症状可以持续几个星期到几个月,有时甚至多年。因此,过多的睡眠并不总是预示着身体健康。

如果你睡眠不足会怎样呢?

虽然科学家还不清楚为什么我们需要睡眠,但他们发现我们每天晚上需要 6 到 8 个小时的睡眠时间。睡眠不足使我们更容易被激怒,并且专注于一些消极的记忆和感受。这种情绪波动可能是由于人的额叶功能受损,导致其不能维持对边缘系统的控制。我们谈话也会变得更加困难并且容易在交谈过程中失去注意力。睡眠剥夺损害了我们的记忆存储系统,并且使我们更可能"记得"一些从来没发生的事情。极度的睡眠剥夺也可能导致决策能力下降,并且可能导致幻视。长期睡眠不足会导致患自身免疫性疾病、癌症、代谢综合征和抑郁症的风险增高。这是为什么呢? 最近的一些研究报告说明了睡眠对于清除大脑中异常甚至可能有毒的蛋白质非常重要,这些蛋白质的异常聚集增加了老年人患痴呆的可能性。不管你正在做什么,不妨停下来小睡一会儿。当你变老的时候,你会为现在这样做了而感到欣慰。

随着年龄的增加,睡眠会发生怎样的改变呢?

正常的睡眠会因正常衰老而受到干扰。首先,你需要花更长的时间才能入睡;其次,你晚上醒来的次数会逐渐增加。这导致了你在白天更容易困倦,从而需要不断地小睡来缓解。部分原因是随着年龄的增长,你进入深度睡眠的次数变少。这会导致一些健康问题,因为机体在深度睡眠期间会释放一些生长和伤口愈合所必需的激素。深度睡眠的持续缺失可能会导致伤口愈合缓慢,并且容易患上年龄相关疾病。老年人的大脑处于快速眼动睡眠阶段的时间变少,这可能解释了为什么衰老会导致学习和记忆能力下降。

在患有神经系统变性疾病如阿尔茨海默病和其他痴呆的患者中,失眠和其他睡眠障碍是很常见的。包括慢性失眠在内的睡眠障碍是一个全人类相对常见而又非常重要的公共卫生问题。失眠可能是人类衰老的第一个迹象。失眠就像其他发生在老年人中的问题一样,首次出现在青春期后。大多数人在10岁左右的时候有最具深度的睡眠;然后,睡眠质量开始下降。睡眠问题与身心健康密切相关,影响着生活质量。运动能帮助我们获得更好的睡眠吗?对50多项近期研究的分析发现,不论运动强度或有氧类型,规律性运动对提高整体睡眠质量的作用有限,均只能轻微地改善整体睡眠时间和效率。如果适度锻炼对改善睡眠质量的效果一般,那么还有什么方法可以帮助提升睡眠质量呢?低剂量的褪黑素也可能是治疗失眠的有效选择。遗憾的是,典型的非处方安眠药作用效率一般,且非常容易上瘾,并最终会在几天之内出现耐药性而失去效果。

此外,所有的非处方安眠药都是一些常见的抗组胺药,并不能使机体恢复正常的睡眠模式。这就是为什么使用这些药物时,你的睡眠并不能使你得到休息。所以,我们最好尽量避免使用这些药物,特别是当你步入老年时。

步入老年

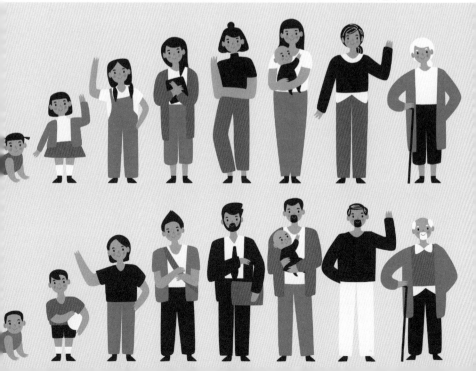

5 大脑是如何衰老的?

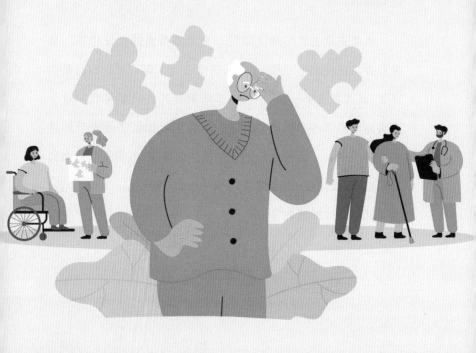

这是一个很重要的问题，因为大脑是你生命的关键调节器。你身体的老化速度和你大脑的几乎一样快，因此，你为延缓身体衰老所做的任何事情都会反映在你大脑的衰老进程中。前面章节中讨论过的大脑的诸多功能，如睡眠、学习、记忆、进食行为和情绪稳定性等，它们在正常和病理性衰老过程中可能都会发生显著变化。这些变化的性质和严重程度取决于许多因素，包括饮食、用药、睡眠习惯和遗传等。在过去的十年里，人们已经明确的是，我们身体的正常修复功能要么是在 DNA（脱氧核糖核酸）的主动控制下衰退，要么是因生活方式改变而被动减弱。

衰老速度主要与身体如何产生大脑所需的能量相关。有没有办法减缓衰老过程？有的，这个任何人都可能给出的最佳建议，其实希波克拉底在 2400 多年前就说过："如果我们每个人有适量的营养和运动，不多不少，我们就找到了最安全的通往健康的道路。"换种说法如下："做任何事情，包括摄取食物和做运动，只要适度，就会健康。"尽管如此，甚至早在 2000 年前，人类就有纵欲的行为了。

与年龄相关的衰老是什么时候开始的?

这不是一个容易回答的问题。衰老本身就很难定义,科学家通常根据他们正在研究的衰老特征来定义它。由于各种不同的原因,人们衰老速度的差别可以相当大:这完全取决于一个人的生活方式。是否吸烟? 是否肥胖? 吸烟和肥胖是导致大多数人衰老较快和健康状况不佳的因素。此外,一个人上了年纪并不一定意味着所有认知能力都会衰退。例如,随着年龄的增长,你的词汇量将持续提高,你可能会掌握一些微妙的社交技巧。真正的最早的衰老迹象是睡眠质量的下降,以及由此导致的白天里学习记忆能力和注意力受损。正如第 4 章所述,大脑中腺苷的释放与你睡眠时的代谢活动有关。年长的大脑更难以去除细胞外腺苷,从而导致学习能力和注意力受损。

第二个由衰老带来的变化是体验强烈情绪的能力下降。总体而言,在生理性衰老的过程中,大脑会对信息的处理方式进行尽可能的代偿,以使心理活动尽可能保持正常。本章将先探讨大脑衰老过程中发生了什么,再讨论如何减缓大脑的衰老(主要聚焦于已经被科学研究证明了的方法)。首先,让我们跳到故事的结尾。

一个人什么时候会死去？

许多因素会影响大脑衰老的进程，从而决定一个人什么时候会走向死亡。其中有些因素很好理解，而有些却不好理解。例如，一个人出生的月份与他的寿命有关。在北半球，5月或12月出生的人比2月或8月出生的人寿命更长。有的人更有可能在1月或2月而不是7月或8月死去。当然，世界上大多数人口居住在北半球，因此我们中大多数人在1月和2月会经历寒冷的冬夜，这种情况会导致统计数据存在偏倚。

在睡眠中去世的人，大多数是在体温最低的清晨时分死亡的，而在冬季，夜晚的温度会更低。真的是因为晚上温度降低导致死亡的危险吗？回答是肯定的。但是考虑到一个人全天的保暖都不存在问题，这又怎么解释呢？问题在于，在快速眼动睡眠期间，也就是一个人正忙着做梦的时候，他的已经高度进化的哺乳动物大脑会做一件着实奇怪的事情：它会让人进入与蜥蜴相似的生理状态——变成变温动物。变温动物如鱼类、两栖动物和爬行动物，其体温会与环境的温度同步变化。因此，在凌晨的睡眠中，快速眼动睡眠占据的比例很大，其间体温并没有被大脑保护，所以就会慢慢冷却下来。这就是为什么早上醒来时你会感觉很冷，因为你的体温的确降低了。

因此，基于人的体温在整个清晨持续降低的事实，衰老的心血管系统会面临巨大压力。所以，心血管功能衰退的老年人往往在早晨死亡，你可以将其归结为人与爬行动物在进化上的联系。然而，正如你稍后将要读到的，有时候稍微冷一点，却对人体有明显的益处。

你如何能长寿？

有些人的确长寿。他们与较早离世的同龄人相比有什么不同呢？科学家通过采访多位百岁老人发现了一些秘诀。寿命长于 100 岁的人群的生活方式，有三个共同的重要特征：①大部分时间生活在同一个地方，而且在家庭成员附近；②不抽烟；③尽可能少服用药物。此外，还有很多其他因素与长寿相关，如出生于更高的社会阶层、有更高的学历且从事更好的工作、身为女性或父母长寿等。

所有物种，无论是苍蝇、甲虫、老鼠、蜘蛛还是人类，雌性都比雄性更长寿。为什么？可以用端粒长度和年龄之间的相关性来解释。端粒是我们 DNA 的关键部分，每当细胞分裂时，端粒的长度就会缩短。与男性相比，随着时间的推移，女性端粒的缩短会比男性更少。最近的证据表明这是女性寿命较长的原因。此外，男性睾酮的存在使他们衰老得更快。当然，要理解为什么男人总是比女人寿命短，你还必须了解饮食的影响。

饮食是如何使你衰老的？

　　和这个星球上的其他大多数动物一样，人类分解脂肪、糖和蛋白质中的碳键，然后从这个过程中获取尽可能多的能量，为我们的生物化学反应供能。最近的研究发现，可能是由于人类拥有更加活跃的大脑，所以人类比其他动物代谢食物的速度也要快得多。食物中的大部分能量被用于维持体温。你从饮食里的脂肪、蛋白质和碳水化合物中摄取能量时，细胞中会留下碳原子碎片。可以想象，这种碳原子碎片与大火烧掉一块木头后留下的灰烬相似，那么细胞必须以某种方式丢弃这种碳废物。解决方案至少在 35 亿年前就存在了——将这些剩余的碳原子与氧原子结合起来，例如，一个碳原子和两个氧原子结合，变成二氧化碳气体，人体再将其排出。瞧，问题解决了：脂肪、碳水化合物和蛋白质的能量以碳键的形式存在，然后我们的身体摄取能量并以二氧化碳和水蒸气的形式排出残留的废物。然而，这个古老的解决方案存在一个很大的问题，氧气对我们的细胞来说有极大的害处。所以氧气在体内必须被非常小心地运输，因为氧气会导致机体氧化，如同钢铁会生锈一样。你的身体处理这种有害分子的方案是将氧气与血液中一种叫作血红蛋白的蛋白质结合。

饮食

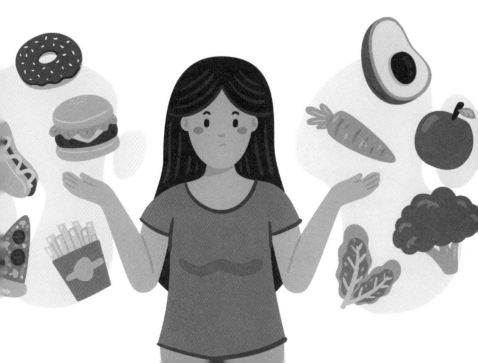

总体而言,血液中的血红蛋白可以很好地调节体内单个细胞周围的氧浓度,从而使单个细胞获得呼吸所需的氧气,既能去除碳废物,又不会使血液中有太多氧气,以免细胞直接被氧气杀死。然而,有时氧分子确实会与血红蛋白解离,那么它必须被马上捕获,以免对细胞或细胞中珍贵的 DNA 造成伤害。

细胞也进化出了许多抗氧化系统,以保护你免受必须吸入的氧气带来的氧化作用。这些抗氧化系统非常有效,如果你幸运的话,它们可以让你活到 100 岁甚至更久。所有物种都必须应对氧气这一挑战,所有物种的生命周期都与它们如何保护自己免受氧气氧化密切相关。因此,延缓衰老,并且在衰老过程中保持健康的最佳方法是让细胞接触尽可能少的氧气。一种行之有效的方法是尽可能少吃食物。最新的研究表明,你应该重点减少从动物蛋白中获得的热量。支持这项提议的证据十分充分。

在过去的几十年里,相关研究表明决定你何时死亡的最重要因素是你已经活了多久。这听起来毋庸置疑,但它抛出了一个新问题:你每天做的什么事情增加了死亡风险? 答案对于人类以及地球上其他呼吸的动物来说很简单:进食和呼吸。如果你摄入更少的热量,即脂肪、蛋白质和碳水化合物里的碳键,那么你就会需要更少的氧气。但是我们必须进食、呼吸才能生存；矛盾就在于，这样做又会使我们容易受到氧气的影响。因此，随着我们每天不停地进食和呼吸，我们的身体和大脑就会不断衰老。

目前，科学家认为过于限制总热量摄入量并不会让你活得更久；相反，每天减少大约 1 / 3 的热量摄入量，将会延长你的寿命并提高你的生活质量。

限制热量摄入是如何延缓衰老的？

在生理性衰老进程中，伴随你进食、呼吸，血液中的氧气会形成被称为氧自由基的组织损伤分子。随着年龄的增长，氧自由基变得越来越多，并且可能会慢慢侵蚀你的天然抗氧化系统，破坏你的神经元和你体内的其他细胞。最近的一项研究提示，这些氧自由基的过量产生可能会促使癌细胞转移。这个过程令人难以置信却又无比讽刺：身体里的每个细胞为了生存而进行的生化过程会主动伤害它们自己。事实证明，每个物种的最长寿命可以通过其每个细胞中产生多少氧自由基来确定。用一位科学家的话说，"我们遇到了就在我们体内的敌人。"我们细胞内线粒体的作用、我们的健康状况以及我们的衰老速度之间存在着密切、复杂、不易理解的关系。

这对男性来说更糟糕。比女性更多的肌肉和睾酮的存在使男性比女性体温更高,睾酮改变了男性代谢食物的方式并增加了肌肉在正常呼吸时产生的热量。它会使正常的食物到能量这个转化过程的效率降低,即细胞会浪费更多能量以使男性维持体温。这就是为什么男性减肥比女性更容易,因为男性的身体,特别是肌肉,能够消耗相当多的热量来维持体温。这是有负面影响的,男性每天需要消耗更多的热量,因此产生的有害氧自由基比女性更多。女性缺乏睾酮和大量的肌肉,往往会用更少的热量去维持体温,因此,女性减肥比男性更难。相比之下,女性消耗更少的热量,产生更少的氧自由基,所有这些都有利于她们整体寿命的延长。

总之,因为你必须摄入食物、吸入氧气才能生存,所以你就会逐渐老去并最终走向死亡。氧气是我们生命中的麻烦制造者。能利用吸入的氧气产生较少氧自由基的物种,或者已经进化成能用更好的方式处理这些有害分子的物种,拥有更长的寿命。所以说,死亡与你已经活多久之间有很强的相关性。这种相关性的基础是什么? 你每天都在做的什么事使你衰老? 是进食和呼吸。那还有其他办法减缓衰老过程吗？有，摄入能去除氧自由基的食物和药物，它们富含抗氧化剂。

富含抗氧化剂的食物包括五颜六色的水果和蔬菜、鱼、橄榄油、果汁、抗炎植物、肉桂和一些其他香料、巧克力、坚果、豆类、啤酒和红酒等；富含抗氧化剂的药物包括阿司匹林、一些类固醇、咖啡因、脂溶性维生素等。人们吃这些食物和药物时，思想或情绪并不会产生立竿见影的变化（这取决于人们摄入多少），但长期规律地吃，肯定会受益。一般来说，这些益处源于

五颜六色的水果和蔬菜

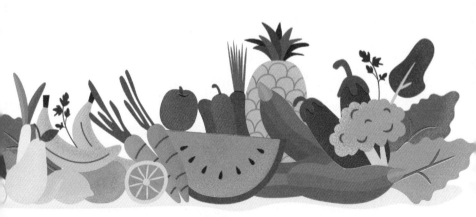

所有这些食物和药物都能保护你的大脑和身体,防止你每天暴露于最致命的物质——氧气而受到伤害。因此,长寿的生活方式的特点是食用富含抗氧化剂的食物和药物,消耗更少的热量。这两种方法都很健康,将它们结合起来就能更健康地生活,更有效地延缓衰老。

哪个脑区随着年龄增长而受损最多?

随着年龄的增长,不健康的饮食会对大脑功能造成许多长期的负面影响。其中之一是颞叶海马的退化,会导致痴呆的症状。海马的退化有两个主要后果:一个是神志恍惚,另一个是记忆力减退。60%的老年人会神志恍惚:他们忘记了自己的名字或住址,甚至在熟悉的地方也会迷路。为什么?回想一下第1章,海马形成了心理地图,并告诉你你在何处,你住何地及你把车停在哪里。衰老改变了海马功能,因此,心理地图可能不正确。对小鼠、大鼠、非人灵长类动物和人类的研究使科学家能够研究生理衰老过程中海马发生的变化,以及海马何时和如何发生这些变化。

幼鼠,与年轻的人类类似,会在脑中描绘它们眼前世界的地图并将其存储起来以备将来使用。如果它们再次发现自己在这个熟悉的环境中，它们就会调用大脑中存储的正确地图，并利用地图找到自己的路。相反，当年老的老鼠发现自己处于熟悉的环境中时，它们要么无法找到正确的地图，要么试图重新描绘地图。那么主要问题来了：重绘地图时会出现错误。由于这些错误，明明以前来过很多次的地方，年老的老鼠和年老的人类一样都会表现得陌生。

即使老年人的配偶或朋友告诉他们此时正处于熟悉的环境中，他们通常还是会觉得很陌生，这种经历令人困惑和恐惧。回想一下，任何不熟悉的东西都会激活杏仁核（见第2章）并使人产生恐惧反应。那为什么老年人的海马无法描绘出正确的地图？曾经有学者认为，海马不能在衰老时正常运作是由于细胞的大量丢失和神经元间连接的衰退。如今，我们知道在生理性衰老期间发生的变化是更为微妙的和有选择性的。事实上，海马的问题主要源于一个叫齿状回的小区域的退行性病变。

在老年的人类和其他灵长类动物中，海马的齿状回显示出的与年龄相关的功能丧失是最明显的。为什么齿状回容易老化？在过去20年里发表的研究表明，海马部位经历的年龄相关炎症和由炎症引起的病理现象远远多于大脑其他任何区域。由生理性衰老引起的炎症的病因尚不明确，但它可能是由肥胖、不良饮食习惯、脑外伤、糖尿病或蛋白突变等诱发的。齿状回中的神经元长期暴露于脑部的炎症环境中，正常功能会受损，并阻止大脑形成新的记忆或新环境的空间地图。脑部的炎症在痴呆的早期阶段也存在。长期的脑部炎症大大减小了海马的体积，这导致了学习能力的严重下降，以及不能很好地适应新的或不熟悉的环境。

怎样才能减轻大脑炎症？

鉴于炎症在痴呆症状的产生过程中的关键作用，长期使用抗炎药物（如布洛芬和阿司匹林）可能可以预防许多与年龄相关的大脑健康问题就不足为奇了。许多流行病学的研究发现，每天使用高剂量的非甾体抗炎药（如布洛芬），并持续使用至少2年，阿尔茨海默病的发病概率有可能因此显著降低。不幸的是，一旦阿尔茨海默病的症状出现，抗炎药物并不能有效缓解症状，也不能减少与疾病相关的脑部的病理变化。此外，目前市场上任何一种抗炎药的日常剂量都会引起严重的胃肠道出血和不适的副作用。

除了布洛芬之外，每天摄入适量的酒精也可能保护你的大脑免于痴呆。研究人员花了6年时间，随访了3069人后发现，每天喝一到两杯酒的人患痴呆的风险比禁酒者低37%。而且饮酒者选择的酒是葡萄酒、啤酒还是烈酒并没有差别。有规律地饮用啤酒与每周锻炼至少三次所减少的风险是相差无几的。相反，对于75岁及以上的有着轻度认知障碍的人来说，不论每天喝多少酒，饮酒都会加速记忆衰退。酒精是一个很好的例子，科学家对延缓大脑衰老的药物的认识是：治疗开始得越早，预后就越好。

尽管在大众媒体或互联网上有各种说法，但实际上目前还没有一种治疗方法能够缓解生理性衰老带来的脑细胞退化。与年龄相关并伴随着认知能力下降的最常见的疾病是阿尔茨海默病，因此，这里将重点介绍这种病的治疗。对于大多数阿尔茨海默病患者的诊断都是在该病的晚期，这是不幸的，因为晚期诊断会延误患者采取可能减缓痴呆发展的治疗时机。此外，更好地理解诱发阿尔茨海默病的风险因素，可能会降低发病概率。

那么阿尔茨海默病的主要风险因素是什么？家族史，尤其是母亲方面的家族史、特定基因的存在、50 岁以后头部严重创伤史、抑郁症和糖尿病等都是公认的风险因素。母亲病史对后代患阿尔茨海默病有着显著影响。一名 65 岁的女性患阿尔茨海默病的概率为 1/6，而同龄男性的这一比例为 1/11。此外，与男性相比，女性的痴呆症状进展更快。最后，经历过外科手术麻醉的老年女性比老年男性更容易出现长期的认知障碍。女性在 50 岁时也表现出一个精神分裂症的高峰期，这也是美国女性进入绝经期的平均年龄。与绝经相关的身体和大脑的

阿尔茨海默病患者

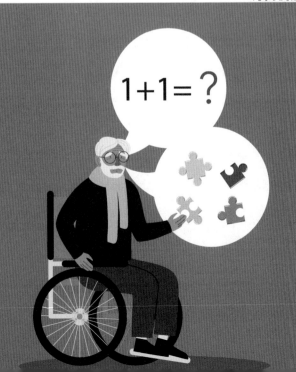

显著生理变化使女性面临诸多神经系统疾病风险。

受过良好教育会使情况更加复杂。首先，好消息是，针对天主教修女的两项不同研究表明，与仅完成高中教育的修女相比，接受过大学教育的修女寿命约长 8 年。受过教育的人出现阿尔茨海默病相关的痴呆症状的时间较迟。然而，如果你确实患有阿尔茨海默病，那么与患有阿尔茨海默病但未上大学的人相比，你的脑力和体力将会下降得更快。这种有悖直觉的发现可能是由于神经化学物质的不平衡，这超出了本书的讨论范围。接下来，让我们转向另一种与年龄相关的疾病，这种疾病经常与阿尔茨海默病共存，并且可能由基因突变和年龄相关的脑部炎症引起。这种疾病是帕金森病。

什么是帕金森病？

如今被称为帕金森病的这种疾病的症状最早在公元前2000 年左右的古书中就有描述。很久以后，医生盖伦将其称为"震颤麻痹"。盖伦的描述被英国医生詹姆斯·帕金森博士沿用。詹姆斯·帕金森博士是伦敦全科医学的实践者，他首先于 1817 年在《关于震颤麻痹的研究》里完整地描述了该疾病的症状和发展。帕金森病的症状如下：震颤或抖动，通常在休息时从单侧的手或手指开始；慢吞吞地迈着小步；身体任意部位肌肉僵硬，有时可能非常疼痛；容易导致跌倒的弯腰姿势和平衡问题；在行走起步时或执行无意识动作（如眨眼、微笑或摆动手臂）有障碍；语言问题，如说话过于轻柔或犹豫不决，又或缺乏情感变化。帕金森博士最初的论文里提到的 6 名患者几乎涵盖了上述所有的症状和体征，但他忽略了患者的肌肉僵硬症状。医学史学家称，帕金森博士不愿意接触他的患者，他在为患者检查时会用他的长手杖戳患者，从而错过了诊断该疾病的

帕金森病患者

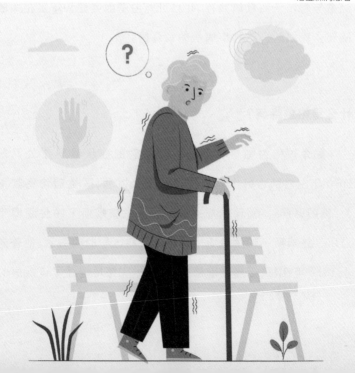

主要症状之一。

帕金森病的主要风险因素提示了疾病发生的机制：基因和环境因素都对这种疾病的发生产生了重要作用。在美国，一个主要的风险因素是患者早年在农村的成长经历，这可能与其早期和长期接触杀虫剂有关。其他风险因素包括重金属接触史和非法使用阿片类药物史。在某些家庭中遗传因素对帕金森病患者存在影响，而对绝大多数患者来说，遗传几乎没有任何影响。帕金森病的动物模型提供了关于脑部炎症和随后的氧化应激在脑干易损神经元死亡中的作用的详尽证据。尽管将特定症状归咎于某种神经递质系统的缺失尚有争议，但一般来说，多巴胺能神经元的死亡是运动能力受损的基础，去甲肾上腺素能神经元的死亡是嗜睡和低觉醒状态的基础，5-羟色胺能神经元的死亡可能导致视觉幻觉（这种幻觉通常在梦境睡眠结束后产生），以及基底前脑乙酰胆碱能神经元的死亡可能是痴呆症状的基础。乙酰胆碱能神经元的死亡很关键，因为最近的一项研究表明，在确诊后的 10 年内，几乎所有帕金森病患者都表现出一定程度的痴呆。目前，帕金森病的标准疗法包括用药物来增强突触内多巴胺功能以及其他更具侵入性的手术疗法，如刺激或损伤大脑运动控制系统的特定部分。随着我们更多地了解疾病的发生和发展,干预治疗可能会变得更加安全和有效。接下来,让我们结束病理性衰老的讨论,转入我们都更希望经历的生理性衰老过程。

随着年龄的增长,你的神经系统会发生什么变化?

你的大脑会变轻。当你出生时,大脑重约 360 克;当你 20 岁时,其重约 1375 克;当你 80 岁时,大脑重量下降到 1265 克左右。这些变化大多不是由于细胞死亡,而是单纯地由于大脑脱水及随后易损区域神经元的萎缩。神经元萎缩时会丧失功能。大脑体积减小的一个次要因素是轴突周围髓磷脂绝缘层的丢失,髓磷脂的丢失减缓了大脑神经元之间的信息交流。

你的视觉系统会发生什么变化?

视觉系统为大脑提供了如此多的必要信息,它却会出现与年龄相关的功能衰退。由于晶状体弹性下降,随后晶状体形状呈扁平化,眼睛会出现远视,这降低了晶状体看近距离物体的聚焦调节能力。晶状体的密度和不透明度的增加也提高了引起视觉反应所需的最小的光的强度。晶状体的这些变化通常会因长时间暴露在明亮阳光下而加速。由于晶状体的不透明度随着年龄增长而增加，你往往会失去对蓝光的敏感度；对于晶状体切除后并经常感觉蓝色物体更明亮的人来说，这一点最为明显。视网膜是位于眼睛后部的一层神经元薄网，它能感知入射光并将该信息转换成电脉冲。该电脉冲传递到大脑后被处理成图像信息。视网膜很容易受到许多与年龄相关的脑部退行性病变的影响，如氧化应激等。

你的听觉系统会发生什么变化？

听觉系统老化时，通常会出现听力损失，主要是较高频率范围内的听力损失（3000～7000赫兹），遗憾的是，这个频率范围内的听力损失的后果是语言理解能力下降。听力损失主要是由于耳蜗内耳结构发生的退行性病变。对于生活在嘈杂环境中或常使用耳机听很大声音乐的人来说，声音的能量会被传导到内耳，导致感音毛细胞的死亡。

你的平衡能力会发生什么变化？

前庭系统可以控制你身体对角加速度、重力和倾斜的感知，它位于你的内耳。毫无疑问，大多数人抱怨的与年龄相关的最麻烦的问题是平衡感减退。这种情况在 40 岁及其以上的人群中的发生概率约为 1／3。前庭神经退化导致老年人跌倒的次数和频率都很高。头晕通常是老年患者就医时最常见的主诉。为什么会这样呢？在你 20 岁时，内耳前庭系统内约有19000 个神经元，而在你 60 岁时，这一数量下降到 18000 个左右。显然，仅损失约 5％ 的神经元就足以引起眩晕和平衡问题。眩晕，如你觉得自己或房间旋转的感觉，是老年门诊中约90％ 的患者的主诉。

你的味觉系统会发生什么变化？

你的味觉是由你的味觉系统来处理的。随着年龄增长，味觉绝对阈限会上升。这意味着你需要更多的香料和更浓烈的调味品才能享用食物。你的味觉会随着年龄的增长而衰退，一些你曾经熟悉或喜爱的食物的层次感和带来的乐趣会减少，这是因为嗅觉系统发生了退行性病变。你识别独特气味的能力在 20 至 40 岁时达到巅峰，之后随着年龄的增长而缓慢下降。有趣的是，你闻到甜味和果香味的能力最容易受到年龄的影响，而你嗅到麝香气味或辛辣气味的能力不会随着年龄的增长而衰退。

触觉会发生什么变化？

最后，你的触觉在生理性衰老的过程中有以下变化：必须施加更大的压力才有触感，两点分辨觉减弱。两点分辨觉，即测量需要相隔多远才能辨别到两个不同的压力点，20 岁到 36 岁的受试者可以辨别手掌上两个相距 6.3 毫米的点，拇指上两个相距 2.2 毫米的点。年龄在 63 岁至 78 岁的受试者可以辨别手掌上两个相距 7.8 毫米的点，拇指上两个相距 3.9 毫米的点。很明显，神经系统的多个方面都随着年龄增长老化了——这引发了下一个重要的议题。

你能做些什么来延缓衰老？

不要再吃这么多啦！特别要减少红肉和乳制品的摄入量，除了它们，还有许多其他更健康的铁和钙的膳食来源。众所周知，现在控制饮食能带来的益处是延缓大脑衰老，并可以预防许多神经系统变性疾病。尽管控制饮食的好处已经在从昆虫到猴子的许多物种中被观察到，但是其中确切的生物学机制尚未完全明确。如前所述，目前的证据表明，控制饮食可以减少氧自由基形成并缩短随后的炎症过程，改变调节昼夜节律的基因的表达。

你应该在多大程度上控制饮食呢？

其实也没有那么严苛。在最近的一项研究中，研究人员用70%的自由饮食量喂养一大群中老年猴子，为期约 15 年。这项研究很有价值，因为它研究了合理减少总热量摄入的影响，并且猴子在它们生命的很长一段时间内都被严格控制饮食。基本上，对于每天摄入 2000 卡路里的正常人类男性来说，这相当于每天摄入的热量减少约 600 卡路里。相比之下，600 卡路里大约为一杯烤杏仁或 100 克黑巧克力棒或酷圣石冰激凌甜点（当然也包括 M&M 巧克力豆）所含的热量。显然，这项研究中的猴子并没有挨饿。

因为摄入的热量减少 30%，控制饮食的猴子的大脑和身体的衰老速度明显减慢了。虽然几个大脑区域都有改善，但最后进化的大脑区域，例如，更容易受到衰老影响的额叶，对控制饮食表现出的有益反应最为明显。与此同时，这群猴子较少患

运动

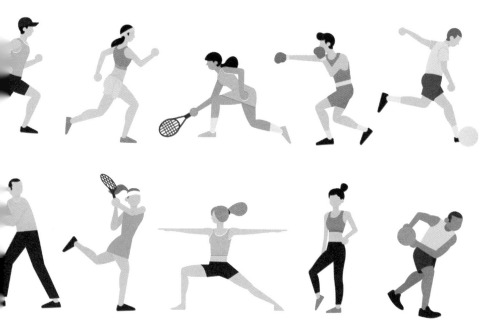

有年龄相关疾病,没有患糖尿病的迹象,也几乎没有表现出与年龄相关的肌肉萎缩,并且比自由喂养的对照组猴子寿命更长。

还有一件重要的事情值得注意:这些猴子并没有通过运动减肥,它们只是摄入了更少的热量。锻炼对你的大脑和身体的益处永远比不上限制摄入热量所带来的益处! 到现在你可能会猜到其中的缘由——运动需要大量地呼吸,并刺激你消耗大量的能量。

随着年龄的增长,超重会有什么后果?

肥胖会导致大脑萎缩并增加患痴呆的风险。最近的一项研究表明,中年肥胖是晚年痴呆的重要预测因素。与瘦的同龄人相比,肥胖的中年人的学习和记忆能力受损更严重。肥胖的阿尔茨海默病患者大脑中表现出更多的病理变化,而且功能衰退会相当明显。肥胖是如何导致大脑萎缩和痴呆的呢? 体内的脂肪细胞通过释放称为细胞因子的特殊蛋白质而引发炎症。你拥有越多的脂肪细胞,每天每小时释放到血液中的细胞因子就越多。细胞因子会诱导大脑部分区域的萎缩,这些区域是产生新的记忆和回忆旧的事物所必需的区域。如果肥胖引起的炎症持续数十年，则会有更严重的脑萎缩和记忆缺失。

幸运的是，一个人越早开始减肥，大脑就越早开始恢复。真正的罪魁祸首是身体脂肪。老年人的内脏脂肪比皮下脂肪相对更多，因此尽管他们可能看起来很瘦，但是患糖尿病、代谢综合征的风险和死亡率相对于年轻人还是较高的。如果去除这些有害的脂肪细胞会发生什么呢？运动可以使脂肪细胞缩小，而只有吸脂可以将它们从体内排出。一个科学家团队通过三个非常巧妙的针对肥胖和体重正常的小鼠的实验探讨了这个问题。在脂肪对大脑健康的负面影响方面，小鼠表现出了与人类相同的脆弱性。首先，让一组肥胖的小鼠在跑步机上锻炼。正如预期的那样，这些小鼠腹部脂肪减少，体内炎症水平降低，并显著重构了它们大脑在细胞水平上的功能，从而大大改善了记忆力。

第二组实验中，科学家通过手术切除了相同的肥胖小鼠的腹部脂肪垫；也就是说，小鼠接受了标准的吸脂手术。这与在跑步机上跑步产生的效果是相同的：炎症水平降低了，小鼠变得更加聪明。这些发现印证了最近诸多证明脂肪细胞会损害大脑功能和加速衰老的研究结论。

第三组实验中,科学家做了一些真正令人惊讶的事情:他们将脂肪垫移植到正常的健康体重小鼠身上。附加的脂肪细胞的影响立竿见影:小鼠大脑及身体炎症的迹象增加,大脑的结构改变和功能恶化,从而导致严重的记忆损害。

如今,大量的医学科学证据都强烈支持肥胖会加速衰老,损害整体的认知功能,并导致众多新陈代谢过程减缓的观点,这些变化最终使我们加速走向死亡。

面对不断衰老的大脑,你能做些什么呢?

想必你已经发现,现有的医学研究已经为这个问题找到了一些很好的答案。为了节省你搜索各种流行病学研究的时间(其中一些已经讨论过),这里整理了一些关于长寿和健康大脑的有科学依据的因素:做一名女性,喝很多的咖啡,仔细选择你的父母,尽可能少吃,尽可能少呼吸,尽可能少运动,5月出生,身材高大,头大,患有关节炎以便有正当理由服用大量的消炎药及每天饮用适量的啤酒。如果必须吃,那么最好在每日生物节律的较早时间段进食。显然,这些是行不通的,换句话说,我们目前无法阻止大脑的生理性衰老。

是否存在治疗脑老化的神奇疗法？

关于脑老化，我们有太多的未知，现在尚有诸多未解决的问题和未经证实的理论。不幸的是，无数的神话传说被用来解释这些未知，这些神话传说中涉及与年龄或疾病相关的精神衰退，强调替代性、非科学疗法的益处，说它们可以恢复甚至增强大脑功能。所以，这些听上去卓越无比的医学干预是某些人在对科学事实的无知解释中捏造出来的，他们大力推崇并最终成为这些疗法的受害者。我们都遇到过这种人：他们很真诚，但似乎中了邪并专注于古怪的理论——他们总是坚信，只要人们相信并听从他们，他们的知识将彻底改变科学或者社会。我们自己也很容易受到误导，因为我们迫切希望他们的理论是真的。

当我们的愿望无法实现时，我们不可避免地会感到非常失望。也许问题在于你自己，例如，你没能被你网上的朋友找到的那些秘方所说服。正如《奇妙仙子》里小叮当所说的，"你只需去相信！"所以你的积极想法和良好心态不应该多一些吗？并不尽然的是，许多对照严谨的研究结果也未能表明心理干预

(如仅仅是变得开心、练习积极地思考或接受虔诚的朋友的祈祷)会对癌症患者的存活率产生任何影响。

如今,互联网、杂志和华而不实的电视商业广告正在用对尚不明确的科学研究的草率解释来误导绝望的人。通常,这些被欺骗的受害者的损失除了金钱,还有被延误了的科学治疗时机。

大脑在我们的一生中不断发生变化,但并不总是变得更好。它们为什么要改变? 导致认知功能衰退的原因有很多,包括长期服用某些药物、痴呆和各种大脑及身体疾病、头部损伤、激素失衡、膳食营养素缺乏或过量、重金属中毒、睡眠剥夺和长期的压力等,这都还只是部分例子。治疗方法与病因同样五花八门。这些疾病的现代治疗方法对许多人是有效的。相比之下,目前没有任何治疗可以逆转认知衰退的主要原因之一:生理性衰老。

现代科学未能有效地延缓大脑衰老,使得无知有了滋生的空间。骗子们趁机填补空白:他们售卖通常情况下无害的产品,并声称随着年龄的增长,这些产品可以改善大脑的功能。任何无用的所谓"灵丹妙药"最显著的特点是售卖者总是声称其百分之百有效。相比之下，任何经过科学验证过的药物都不会或永远不会有这种说法。一般来说，大多数未经证实的"灵丹妙药"含有常见的兴奋剂（如咖啡因）或可以提高觉醒水平的糖。不幸的是，兴奋剂只能改善你的症状，而不是真正地提高智力。之前讨论过的经典大脑兴奋剂——咖啡因和烟碱，可以促进某些神经递质的释放，从而可能改善症状，但它们并不会提高智商，也不能阻止与年龄相关的认知能力下降。

所以说，迄今为止还没有人能够设计出使人变得更聪明的药物。如果你看看当前市场上所谓的提升记忆力和增强认知水平的药物，会发现它们含有咖啡因、糖、一些特殊的氨基酸和维生素，它们除了让你花更多的钱之外，没有其他什么"好处"。在 21 世纪的此时此刻，没有什么，让我再重复一遍，没有什么产品可以让你真正变得更聪明，因此，不要在任何承诺有这种效果的产品上浪费你的钱。

然而，有一件事是肯定的：某些地方的某些人现在正在出售治疗大脑衰老的"灵丹妙药"。人们都愿意通过仅仅服用药物，从而能够肆无忌惮地胡吃海喝，而不是遵循适量且健康但颇为寡淡的标准饮食来延缓衰老过程。科学研究还没有发明真正的提高大脑功能药物的这一事实，并没有阻止人们售卖药物、古老的"灵丹妙药"、有着神秘名字的"不同寻常"的疗法,以及数百本吹嘘有着这样或那样神奇的抗衰老的并可以增强大脑功能的疗法的书。如果有人通过这种方式欺骗你来赚钱,那么他卖的东西也许是无用的,且不能保证是安全的。在网上进行简单搜索,你就会找到无数包含无用的、科学上不可信但含有无害成分的产品。

为什么这么多人都会中骗子的圈套?

为什么人们总会相信这些神奇的长生不老药对他们有效?答案很容易用一个词总结——安慰剂效应。从本质上讲,我们非常希望这些长生不老药能产生某些效果,以延缓我们大脑的衰老,所以我们欺骗自己,认为它们真的有效果。毕竟,你刚刚在这些药上花了很多钱!当然,安慰剂必须很贵。没有人会相信廉价的"灵丹妙药"会有效,毕竟它们很特别,因此必须是昂贵的。当这些欺诈产品受到质疑时,它们的发言人经常声称医学界无视他们的完美产品,是因为医生根本不希望你身体健康。但这是不正确的。科学家花了数年时间测试了这些化合物,得到的结论是这些产品既昂贵又无用。幸运的是,这些产品中的大多数具有惰性,并不会伤害你。实际作用有限的抗衰老产品的最佳例子之一是银杏的提取物。

银杏是怎么一回事?

使用银杏或任何其他植物产品的第一个挑战是,要知道使用剂量以及提取物中到底哪种成分最有效。当老中医建议病人服用银杏或 2000 年前就有处方的任何其他植物提取物时,他们总是根据过去的经验估计剂量。但是植物是复杂的有机

银杏

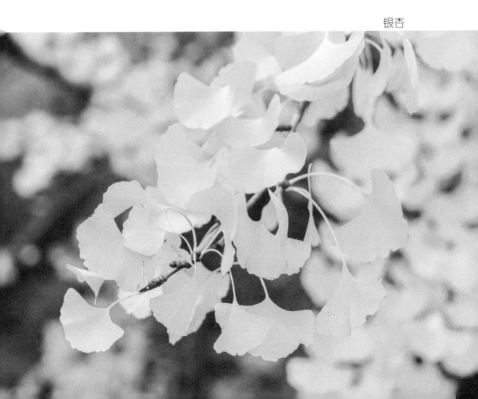

体，它们含有大量的分子，其中一些在大脑中是有活性的，其他一些在大脑中没有活性但是可以提供营养，还有一些则完全没有活性且不能提供营养。因此，为了得到银杏能提供的益处，应该服用多少剂量的特定提取物呢？没有人知道！找到真正有效剂量的研究需要高昂的费用，因此这种研究从未真正实施过。为了避免这种昂贵的研究测试，生产商在政治家的帮助下，已将其产品标示为营养补充剂而非药物。

针对这些营养补充剂的研究设计通常是不合理的，存在各种方法学问题，如样本量（研究中的受试者数量）不足和缺乏双盲、安慰剂对照等，而样本量充足和双盲、安慰剂对照等都是现代科学研究规范的黄金标准。这种规范意味着参与药物试验的研究者及受试者中没人知道服用的受试物质是什么，是活性药物还是安慰剂（通常是研究药物的非活性形态或糖丸）。采取这种规范主要是为了避免研究者和受试者本身的偏倚影响到试验结果。事实上，在极少数研究中，这种规范的黄金标准已被应用于银杏等替代药物的研究中，结果都是阴性的。例如，一项大型临床试验追踪了超过 3000 名不同年龄的人为期8 年的健康状况，明确地证明了银杏不能影响与年龄相关的记忆问题的发展。另一项相关试验表明，银杏的使用实际上可能是有害的，并且会增加个体卒中的风险（卒中意味着脑中的血管被阻塞并阻碍正常血流）。然而，这样的研究只是少数，要想证实银杏和其他草药产品的有效性或无效性，还需要进行更多高质量的研究。

与此同时，这些产品的大多数生产商更倾向于出售稀释后的商品，从而避免产品产生毒副作用并不得不处理与此相关的诉讼，但这样仍然无法保证产品是安全的。例如，在大多数银杏和其他许多草药的进口样本中发现了高浓度的农药和致癌物。除了这些问题之外，许多人确信他们能受益于银杏或市场上其他很多实际作用有限的产品，如鹿角或海马的提取物，他们认为这些产品可以增强认知功能。为什么？因为这些人希望这些产品能够产生某些效果，因此，他们会欺骗自己这些产品起作用了。我们所有人常常都会产生这种错误的想法。

什么是伪科学？

除了利用伪科学逻辑推销的药物和草药外，相当多的非药物干预对大脑的作用也缺乏科学证据。这些干预通常是利用物理学家尚未发现的神秘力量。它们缺乏科学支持的事实却并不能阻止绝望的人们寻求它们的帮助,或者更重要的是,为它们买单。颅荐椎疗法、耳烛疗法(把点燃的锥形蜡烛伸进耳朵里)、磁疗、水晶疗法、罗尔夫按摩治疗法、神经语言学规划法、心灵致动和原始治疗等,这些只是经常提到的缺乏科学证据的干预的一部分。此外,包括"手抚疗法"在内的"能量疗法"或在身体上方各种摇手,或者诸多的自然疗法,除了安慰剂效应之外并没有产生任何医学上预期的缓解作用。

什么是安慰剂效应?

医学实践中关于安慰剂效应的价值已经被介绍了很多,但是这种效应是如何产生的以及其是否可以被控制是尚未解决的问题。实际上,科学家已经根据药物的安慰剂对照研究结果分析了这种效应,或者说已经比较了安慰剂组和无治疗组的结果差异。他们的研究结果很有吸引力,但很大程度上还是非结论性的。然而,在一个与治疗无直接关系的研究领域,研究结果更为确定。大量的 Meta 分析(荟萃分析,即对其他研究人员的数据进行综合分析)表明,我们对疼痛的感知受到自身意识的影响,而且有统计学意义。科学家将此称为我们大脑的自然属性。我们的信仰和期待对我们如何感知疼痛产生的影响是真正的安慰剂效应。

以下这项研究可以向我们展示安慰剂效应的定位。科学家分别测量了几组人对疼痛的感知，他们分别是虔诚的天主教徒、无神论者和不可知论者。让他们同时欣赏圣母玛利亚的画像或莱昂纳多·达·芬奇的《抱银鼠的女子》。这些虔诚的天主教徒在看到圣母玛利亚的画像时，比看到达·芬奇的作品所感受到的电脉冲带来的疼痛弱一些。相比之下，无神论者和不可知论者在观看任何一张照片时感受到的疼痛都比天主教徒强。磁共振成像扫描显示，天主教徒的疼痛有所缓解与其右下侧额叶皮层大脑活动的显著增加有关。科学家认为，这个大脑区域参与控制我们对感觉刺激，例如痛觉的情绪反应。

其他使用脑成像技术显示大脑活动与安慰剂效应强弱之间关系的研究表明，有些人比其他人会表现出更明显的安慰剂效应。越来越多的证据表明，使用安慰剂可使患有帕金森病、抑郁症和焦虑症的患者受益。在未来，通过更好的检测方法，科学家可能会证明安慰剂效应是如何影响健康的诸多方面的。简而言之，安慰剂效应是真实存在的，我们虽然不完全理解它是如何产生和作用的,但目前证据确凿,特别是在疼痛领域更是如此。有些人能够阻止疼痛信号的传入或改变对疼痛的感知。毫无疑问,你的意念和想法可以让疼痛体验变多或者变少,这与你自身的感觉有关。例如,如果你感到疲倦、焦虑、恐惧或无聊,那么此时的疼痛就会变得无法忍受。最近的研究已经找到了特定的基因组,被称为可能有助于安慰剂效应的"placebome"(安慰剂组)。以后对患者基因进行详细分析可能会让医生更好地预测临床结果,并可能允许患者合法使用"有效的"安慰剂。

虽然我们还不知道安慰剂效应是如何在大脑中起作用的,但我们知道它确实有效果,有时还是惊人的效果。例如,药丸的颜色会影响你对药物作用的期待。显然,药丸可以制成任何颜色,但大多数人喜欢他们的抗焦虑药是蓝色或粉红色或其他一些柔和、温暖的颜色,同时他们更喜欢强效的抗癌药物是红色或其他鲜艳的颜色。美国人不喜欢黑色或棕色药丸,这与欧洲人的偏好相反。因此,美国人在药店买的几乎都是一个个小的白色圆形药丸。然而,大颗粒或奇形怪状的药丸也被认为比小的圆形药丸更有效。所以,有时颜色或形状的简单变化可让药物产生安慰剂效应。而有时候安慰剂效应源于给药方案。例如，当被告知某种药物应在满月或每两周的星期四服用时，你会认为这种药物是非常神秘而且有效的。草药师常会利用这种心理效应，去推荐奇怪或大量的外观特殊的药丸或有臭味的药水。我们都愿意去相信自己服用的药丸会真正地帮助我们；幸运的是，由于我们对安慰剂效应的理解不够，我们有时甚至可以从无效的药水和药丸中获益，但这也只能维持一段时间。如果你得到的只是一颗糖丸，那么你被骗与否重要吗？也

各种药丸

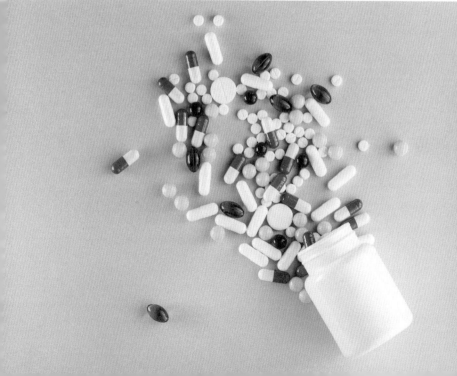

许这取决于这颗糖丸花了你多少钱,以及未及时服用已被证实有效的药物去治疗疾病带来的风险。总而言之,没有任何东西被证实可以增强大脑功能,只有控制热量摄入可以延缓大脑衰老。想想你不将钱浪费在一些未经证实的替代疗法上,再适当控制饮食,可以节省多少钱吧!

6 大脑是怎样拥有如此丰富的功能的？

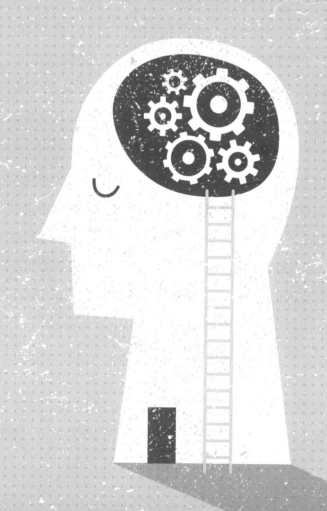

　　我原本考虑以传统的方式在这本书的开头讨论一下大脑解剖学的基础知识。但是我决定不循规蹈矩，因为我想先激起你对大脑功能的兴趣，然后再去探讨与学习、睡眠和情感这些功能相关的精细的大脑解剖结构。

　　现在就让我们从颅顶开始，由外到里详细地探讨一下基础脑科学。想象一下我们手中有个钻子和一个头颅模型，首先，我们的钻子需要穿过大约半英寸①的头皮和颅骨，然后我们会遇到三层膜样保护结构，也就是脑脊膜，从外到内依次被称为硬膜、蛛网膜和软膜。当脑脊膜被感染的时候，这个人便患有脑膜炎。在蛛网膜和软膜之间充满着一种无色透明的液体，我们称为脑脊液，其本质上是一种过滤掉细胞和绝大多数蛋白质的血液。脑脊液每时每刻都在更新并不断冲洗你的大脑。大脑分泌脑脊液的量是相当惊人的：所有的脑脊液每天要更新约4 次。如果脑脊液的流动因为某种原因停滞，那么脑脊液将会很快阻塞在你的大脑中，从而导致颅内压升高，使大脑受到颅骨的挤压，压迫大脑中的小血管使其闭塞，最终导致脑组织的死亡。我们将这种情况称为脑积水，它在婴儿中出现的概率比

　　───────────
　　① 1英寸≈2.54厘米。——译者注

成人高，如果不及时救治可能会致命。你的头颅的容量是固定的，这常使你的大脑处于高度的危险之中。

颅骨内的大脑沉浸在脑脊液的海洋中。为什么机体大费周折将大脑悬浮在脑脊液中呢？答案与大脑重量有关。大脑本身重约 3 磅①，但是在脑脊液中，你的大脑处于漂浮状态，此时的净重相当于只有 25 克，比 1 盎司②的啤酒还轻。这是怎么回事呢？如果你曾体验过漂浮在海洋中，你就会体会到盐水的浮力会让你变得轻盈，并使你很容易在水面上漂浮，就好像是你的体重变轻了许多。脑脊液具有相同的作用，它使大脑能够维持密度和外形，而不受自身重量挤压的影响。同样的浮力原理使海上哺乳动物(如鲸鱼)不会因体型庞大而无法生存；然而，一旦它们离开了海洋，它们很快就会面临自身重量所带来的严重后果。如果将你的大脑放在桌上，它自身的重量会迅速压迫为大脑供给血液的小血管，导致大脑底部的细胞死亡。

此外，大脑漂浮在颅内脑脊液中，可以缓冲外界的震荡力从而避免受到损伤。不幸的是，当头部遭遇车祸或被足球、橄

---

① 1 磅≈453.59 克。——译者注
② 1 盎司≈28.35 克。——译者注

榄球、曲棍球等强烈击打时,这种液体缓冲并不能避免大脑与颅骨内壁的撞击。如果大脑碰撞到了颅骨,大脑皮质由于瘢痕组织的牵拉而粘连在颅骨内表面,会导致大脑皮质坏死。那些头部反复遭受暴力击打的人,例如,拳击手和其他有反复性脑外伤史的运动员,他们大部分的大脑皮质会粘在颅骨内表面。如果大脑皮质损伤范围持续扩大,导致脑功能丧失,我们则称之为"拳击性痴呆"。由此产生的这些症状在 20 世纪 20 年代被称为拳击手脑病综合征。如今,由于许多职业运动员都出现了这些症状,我们将这种进行性的退行性病变称为慢性创伤性脑病。这种与撞击有关的皮质损伤可能会扩散到附近的皮质下负责运动和感觉的大脑区域,引发僵硬、迟缓等症状及行走或平衡障碍,以上情况就是我们所说的"拳击运动员帕金森病"症状。美国著名拳击运动员穆罕默德·阿里就表现出了这两种拳击相关疾病的许多症状。

当继续拿着钻子往头颅底部钻时,我们接下来遇到的是你的大脑皮质。皮质是一层薄薄的细胞,覆盖在大脑表面,它负责你赖以生存的许多非凡能力,如思考、心理感受及视觉、听觉和触觉等。鉴于皮质如此重要,可以说是定义我们物种的本质所在,本章将重点介绍皮质的结构和功能。如果你想象自己缩小到原来的万分之一大并站在大脑表面,那么大脑皮质表面看起来就像一座连绵起伏的丘陵,其中山峰被称为脑回,山谷被称为脑沟。解剖学家根据特定的且非常深的脑沟位置将大脑分成四个独立的区域,我们分别称为额叶、颞叶、枕叶和顶叶(源自覆盖在脑叶表面的颅骨名称)。总体来说,你的大脑,包括你的猫和它正准备捕获的老鼠的大脑,都是分工明确而又相互联系的。大脑后半部分接收传入的感觉信息,然后将其转换成此刻你的个人经历。大脑的前半部分即额叶,负责规划你的运动,对一些重要的传入的刺激信号做出反应。例如,当有声

大脑

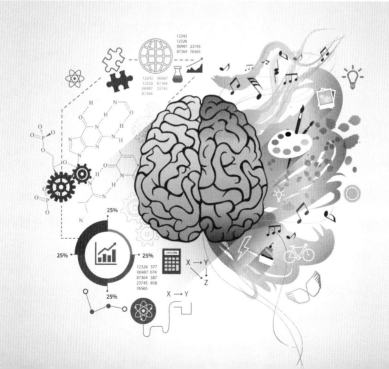

音告诉你现在是时候吃饭了,额叶就会启动吃饭这个动作以应对这个感觉信号。大脑后半部分通过处理你听到的声音,闻到的食物的香味,感受血糖下降带来的饥饿感,并感知天色渐晚、太阳落山、房间越来越暗等环境变化,由此综合判断出到了晚餐时间。这些信息汇集到大脑额叶,然后由其决定行动以靠近气味和声音,从而获取食物奖励,以便为第二天做准备。晚餐过后,大脑已成功完成一天中最重要的任务,它便可以在电视机前和你一起休息了。

你的大脑每天是如何管理这些事情的呢? 答案是通过数十亿个神经元来管理的。你的大脑,包括你的狗和寄生在它背上的跳蚤的大脑,都主要由被称为神经元的细胞构成的。神经元彼此之间通过化学信号和电信号进行信息传递。除神经元之外,你的大脑也包含一些支持细胞,称为神经胶质细胞。成人的大脑包含约 900 亿个神经元。典型的神经元拥有胞体、树突和轴突。树突是从胞体延伸出来的细丝,通常会分支多次,形成一个复杂的树枝状网络结构。轴突是一种特殊的从胞体延伸而来的纤维,相对较长,有的可长达 3 英尺①。神经元的胞体常包含多个树突,但永远只有一个轴突。每个神经元通过

---

① 1 英尺≈0.3 米。——译者注

其树突和轴突与近 7000 个神经元相互联系。神经元之间的纤维联系远比一个地方的电话网络要复杂得多。

如果你取出小部分皮质，将其放在显微镜下观察，你会发现它由大量神经元、神经胶质、血管和极少量其他组织构成。神经元之间的大部分间隙都被填满了星形胶质细胞（胶质细胞的一种）。星形胶质细胞还有一个"臭名昭著"的作用：它参与了星形胶质细胞瘤的形成。星形胶质细胞瘤占脑肿瘤的大多数。星形胶质细胞瘤总体上可以分为两类——低级别与高级别，前者通常是局限的并且生长缓慢，后者生长迅速，恶性的概率大。儿童中大多数星形胶质细胞瘤属于低级别的；不幸的是，在成人中，大多数是高级别的。仅由神经元组成的肿瘤非常罕见，当它们出现时，往往进展缓慢，侵袭性较低。对比这两种细胞类型的肿瘤——神经胶质细胞肿瘤与神经元肿瘤，它们之间的差异可能与其功能相关。其中一个重要的事实在于正常神经胶质细胞在创伤后的修复过程中可以再生，而神经元一旦成熟就永远不能再分裂。

大脑富含血管，神经元之间的距离不会超过几毫米，因为持续供应富含氧气的血液对大脑功能的正常运行至关重要。脑血流量约为每分钟 700 毫升，这是受到严格调控的，因为脑血流量的异常增加或减少都会对脑功能造成影响。如果氧气供应中断,几分钟之内脑功能便会迅速丧失。有时,在大脑短暂失去血液供应时,我们会产生一些相当离奇的感觉,比如濒死感。

濒死感是真实存在的吗?

毫无疑问,答案是否定的。除非你自己认为它是存在的。这种濒死感通常发生在医院急救室或手术室,与创伤、长期癫痫或者心脏骤停导致的正常心脏功能衰竭有关。当脑血流减慢时,数十亿神经元的氧气来源迅速减少。当供氧量下降时,哪怕只是下降一点点,60%的大脑多巴胺很快就会被转变为一种完全不同的分子,称为3-甲氧基酪氨酸。一直到几年前,大多数教科书认为3-甲氧基酪氨酸在大脑中是完全没有活性的。当神经学家发现3-甲氧基酪氨酸分子的作用效应与许多致幻剂类似时,我们对这种分子作用的理解才有了进一步的认识。试想一下这种情景:当患者脑血流量减少时,大脑自己产生高浓度的强力迷幻剂,那可能是一种什么感觉?那些从濒临死亡中活下来的人通常会说他们之前漂浮在一个充满爱和幸福的精神世界中。非法服用过摇头丸等致幻剂的人也报告了相似的情感和感官体验。因此,这种精神上的、愉快的、充满爱的濒死经历可能是由于脑血流量下降导致大量 3-甲氧基酪氨酸分子产生的结果。与濒死体验相关的这种幻觉,以及我们相信它们是真实存在的这种倾向性,表明了我们在现实的感觉是多么容易受到大脑中化学分子失衡的影响。

营养素和药物如何进入你的大脑？

星形胶质细胞精准控制着能从血液进入大脑的物质,是血脑屏障的重要组成部分。血脑屏障使得只有少数物质容易进入大脑,特别是脂溶性物质可以很容易地进入大脑。一些非常小的分子,特别是当它们不携带电荷时,通常能通过血脑屏障进入大脑。大脑通过血脑屏障积极地从饮食中摄取所需的营养素。然而大脑的某些区域缺乏血脑屏障,以便你的大脑可以监测特定化学物质的含量,例如血糖水平。正如你将在后面看到的,大脑只能感知血液中糖(实际上是葡萄糖)的存在,但它无法感知血液中蛋白质或脂肪的含量。大脑控制饮食行为的方式将在后面讨论。

血脑屏障通常是许多可能对大脑有益的药物的致命弱点,

因为血脑屏障的存在,这些药物永远进入不了大脑。你的大脑可以舒适地处在被称为血脑屏障的生物防火墙后面。每天你消耗的化学物质会导致脑功能发生重大变化——如果它们可以穿过这个屏障的话。当然,有些时候你可能更希望药物可以很容易地穿过这个障碍。目前通过处方获得的所有药物中只有约5%的药物可以穿过血脑屏障。如今,旨在治疗脑功能紊乱的药物都要被特殊处理以便跨越这一障碍。显然,如果药物不能进入大脑,那么它将很难影响大脑功能。最近的一个案例说明了这一点。Prevagen(美国的一种所谓的"健脑胶囊"保健品,因涉嫌虚假广告宣传,已被叫停)是一种商业产品,曾经被积极推广为增强记忆的脑补品,它的主要成分是水通道蛋白,一种相对分子质量大且高度水溶性的分子,是一种典型的不能穿过血脑屏障的分子。因此,它宣称的所谓的对提高记忆的任何益处都只是一种安慰剂效应。此外,美国食品药品管理局最近发出警告,Prevagen可能会产生严重的副作用,而这些副作用不是安慰剂效应。

大脑皮质长什么样子?

大脑皮质中的神经元排列为六层细胞柱。每一列细胞定

向垂直于皮质表面,由约 100 个神经元组成。每个细胞柱中的
细胞彼此密切联系。大脑较大的动物显然拥有更多的细胞柱。
将皮质视为床单,大多数哺乳动物的皮质厚度为 3 毫米至 4 毫
米;然而,相比之下,"床单"的宽度和长度从狗(小号床)到人类
(中号床)再到鲸鱼(大号床)都有所不同。皮质在演化过程中会
逐渐形成越来越大的"床单",但是厚度变化不大。随着"床单"
面积的增加,皮质会出现弯曲和波纹,形成以小山丘和山谷为特
征的皮质景观,这种折叠过程使得一个大的皮质"床单"可以容
纳在小的颅腔里面。总体来说,皮质越大越薄,折叠的次数就
越多。例如,海豚和鲸的大脑具有非常薄的大脑皮质,这些皮
质明显地被许多小脑回折叠。在已经被研究过的许多不同物
种中,它们的大脑皮质折叠模式仍然惊人地一致,例如,运动功
能区域总是在前方,而感觉功能区域位于大脑的后半部分。

为什么人类的大脑不能更大?

神经学家想知道为什么我们从来没有进化出更大,也许更
聪明的大脑。为什么皮质不能更厚? 为什么进化的力量没有
给我们大脑更多的皮质神经元柱,形成更大的皮质? 这两种进

化方式中的任何一种都可能让人类变得更聪明。大脑皮质不能更厚的部分原因是没有足够的空间让所有必要的轴突将其他的神经元连接起来。大脑神奇的神经网络已经造就了人类这个成功的物种;然而,大脑没有足够的空间提供给额外的神经网络(轴突),无法让人类变得更聪明。想象一下,类似于足球形状的大脑是由一对大脑半球组成,上面覆盖着一层薄薄的皮质,那么,足球的内部由什么填充呢? 大脑内部的大部分空间被轴突(神经网络)所填充,这是连接所有神经元所必需的。在此,假设一下我们可以在皮质的表面再添加另一层神经元。如果发生这种情况,就需要大大增加整个大脑的容量,以便留出空间给所有额外的神经网络,让这些神经网络能与其他神经元进行信号传递。那么问题来了,额外的神经网络可能会使我们更聪明,但是这些网络要求大脑内部有更大的空间。这就导致了一个更大的问题:更大的大脑需要更大的颅骨,更大的颅骨需要更大的产道,而更大的产道并不是在干燥土地上生活的双足垂直对称动物(如人类)的最佳选择。总体来说,鉴于人脑位于颅骨内部,并且花大量时间在母体子宫内发育,这种解剖学上的限制使得人脑似乎已经进化到尽可能大的程度了。

大脑皮质是如何发育的？

想象一下，假设你正在观察一个胚胎在子宫里开始发育的过程，那么请注意大脑开始成形的胚胎前部。在这个阶段，随着原始神经元移位到充满液体的神经管壁上，神经元开始了它们的生命。然后每个原始神经元慢慢向外爬过附近神经元的顶部，直到它们到达最后的组织部位。通过这种方式，从神经管壁的最底层开始，皮质的六层神经元中的每一层就像夹层蛋

神经元

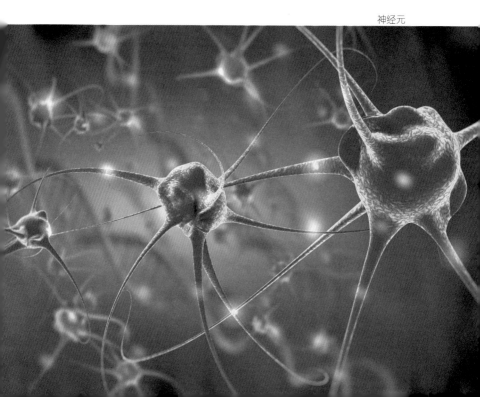

糕一样堆积起来。然后,新形成的准神经元爬过它们的"兄弟姐妹",将自己作为新的一层神经元堆积在最上面,一旦位置确定,每个原始神经元分化成成熟的神经元,并且不会再进行细胞分裂。大脑的最终尺寸取决于在细胞开始移位之前神经管壁内发生了多少次细胞分裂。

大多数物种之间大脑尺寸的差异很大程度上取决于皮质大小的变化。因此,本章重点讨论一下皮质。最近的研究发现,在小鼠大脑中,这些原始神经元经历 9 个分裂周期,大约需要 5 小时才能完成该过程。在猴脑中,这些原始神经元经历18 个分裂和迁移周期,耗时约 20 小时。在人类大脑中,我们的原始神经元经历 20 个分裂和迁移周期,大约需要 22.5 小时来完成该过程。令人惊讶的是,构建皮质的基本框架所需的时间是如此之短。作为人类高级精神活动的中心,大脑表面的薄层皮质包含约 900 亿个神经元,以及将这些神经元彼此连接的总长达 1 亿米的轴突。

科学家到现在才知道,南方古猿和直立人的大脑之间的大小差异仅仅是由一个额外的细胞分裂周期决定的——仅仅一个周期!想想这个演化过程的简单程度,构成一个更大的大脑的方法就是等待几个小时不做任何事情,只需让神经元在开始分化成成熟神经元之前有机会再进行一次细胞分裂。总之,形成一个功能更加丰富的大脑的进化方案就是在皮质中仅产生六层细胞但尽可能扩展其总表面积。最近对许多不同哺乳动物的物种研究发现,不同物种的皮质厚度仅相差几毫米;当然,也有一些有趣的例外。海牛和人类都有异常厚的大脑皮质。这是否意味着海牛和人类一样聪明? 一点也不! 请记住,智力背后最重要的特征是神经元之间的奇妙连接,而不是大脑的尺寸。大脑越大并不能保证智商越高。

男性和女性的大脑有何不同?

男性和女性的大脑有许多解剖学差异——如女性的胼胝体比男性的更厚。即使早在胎儿发育阶段,这种差异也是显而易见的。这是一个重要的区别吗? 胼胝体是一大束轴突纤维,保证大脑的两个半球之间能进行信息交流。较厚的胼胝体会增加大脑半球之间交联的机会;这种额外的纤维联系被认为是女性拥有更好的语言技能的基础,也可能是男孩比女孩更容易出现学习障碍和阅读障碍的原因。

总体而言,女性大脑半球之间的信息交流更多,而男性大脑则在每个半球内有更加多的交流，这些可能与女性有较厚的胼胝体有关。从本书前面的内容中你会了解大脑的后部涉及感官知觉和处理，而大脑的前半部分控制着协调运动，男性大脑半球内更加丰富的纤维联系也许可以解释为什么有些男性在需要熟练的眼手协调活动中通常表现得更好。

大脑越大越好吗？

大脑的大小与哺乳动物的寿命相关。较大的大脑最初生长周期较长，需要更长的时间分裂出新的神经元。较小的大脑具有较短的初始生长期，然后神经元发育在生物体的发育中也较早地终止了。因此，婴儿刚出生时大脑被包裹在一个柔软的颅骨内，这个颅骨足够小，以便通过产道，然后开始迅速长大。不幸的是，这意味着婴儿出生时非常脆弱，如果没有父母长期精心的照顾，他们就无法茁壮成长。拥有一个足够大的大脑是永远不够的，非洲象大脑内的神经元数量是人脑的 3 倍。然而，非洲象在皮质中真正需要的神经元数量要少得多。如果非洲象的大脑在进化方面发生一点关键的改变，那么非洲象将统治世界，在马戏团里表演的不再是大象而是人类了。

黑猩猩和人类在新生命开始时,大脑中每立方英寸的皮质包含的神经元数量几乎相同,但随着人类大脑的发育,人类大脑会程序性地破坏一些阻碍轴突生长的神经元,从而有利于轴突与其他神经元之间进行信息交流。令人惊讶的是,通过简单地清除多余的神经元使大脑各区域之间的神经网络更加复杂,从而有利于各个神经元之间的信息传递,我们变得比进化史上最接近人类的黑猩猩更聪明、更敏捷。人类大脑的额叶之所以能进行如此惊人的精神活动,是因为其神经网络比在颞叶或枕叶中看到的要复杂得多。那么我们从这章内容里需要记住什么呢？大脑功能里神经网络的复杂性比其大小更加重要。

什么是神经发生？

曾经有学者认为,当胚胎在子宫内发育时,其所有神经元都已经分裂完成,在胎儿出生后的最初几年内只有一小部分新的神经元形成。一直以来的假设是,成人的大脑拥有我们需要的全部神经元。显然,这不是真的,当我们成年后,我们实际上需要不断供应新的神经元。人类大脑每天产生约 1400 个新神经元。这种神经元形成过程被称为神经发生,仅发生在(人类)

海马内，即颞叶内的大脑区域，对学习和记忆至关重要。由于1945 年至 1963 年发生的地面核爆炸，我们对成人大脑中新神经元的诞生多了很多新的了解。这些爆炸释放的放射性碳原子已经融入我们正在分裂的神经元的 DNA 中，并给了每个神经元诞生的时间戳。我们每天需要这些新神经元做什么？这些新神经元的最终命运是未知的：其中一些最有可能被海马使用，以帮助整合我们的日常记忆。

我们的思考为何如此迅速？

神经元通过轴突相互通信。轴突是传导一种被称为动作电位的电流导管。动作电位在神经元的细胞内生成，一旦这种电流从细胞内释放出来，它就会沿着轴突传导，直至到达轴突的末端，在那里，它会引起化学物质的释放。动作电位传导的速度高达约 120 米/秒，该速度与两个独立的因素直接相关——轴突的直径和一层厚的绝缘组织层，这个组织层称为髓鞘，缠绕在大多数轴突周围。轴突越细传导速度越慢，较粗的轴突能更快地传导动作电位。有些物种，比如章鱼，相对于其瘦小的身体却进化出了非常大的轴突和大脑。如果你是生活在咸水海洋中的软体动物，这种进化方式是非常有用的，然而我们人类的小颅骨没有为这些大轴突提供足够的空间。髓鞘类似于电线上的绝缘层，它可以防止一个轴突上的电信号跳跃到附近的轴突。总之，在大脑的进化过程中，髓鞘能使轴突保持纤细，却又维持更快的动作电位传导速度，从而提供更快的信息传递。所有这些能力都是在一个小到足以通过产道的大脑内发展而来的。

什么是多发性硬化？

了解了髓鞘在大脑中所起的作用，你便可知，如果说没有髓鞘缠绕在轴突上，你的大脑就无法正常运作，这也就不足为奇了。要想完全理解为什么可以参考以下类比，大脑中缺少髓鞘就好比在计算机内部或家中墙壁内的电线丢失了部分或全部绝缘层，那么后果自然会是什么事都做不了。例如，你可能会安装一个开关，用来给电视通上电，但是电信号可能会随机传送到另一根电线并输入一个完全意想不到的电器中，如电信号误传给了烤面包机。不幸的是，这种电信号的错误传递也发生在多发性硬化症患者的大脑中。这些患者的免疫系统会攻击他们的大脑和脊髓中轴突周围的髓鞘。多发性硬化症通常的发病年龄段是 20 岁至 50 岁，女性发病的概率是男性的两倍。随着疾病的发展，动作电位沿着轴突传导的速度变得越来越慢，直到动作电位不能到达预定的目的地。最常出现的症状包括视觉、运动、感觉方面等有异常。接下来，如果病情进一步发展，多发性硬化症患者会因大脑中的髓鞘被破坏得越来越严重，从而开始出现思考和情感上的问题。值得注意的是，当患者身体因运动、发烧或炎热天气而过热时，症状会恶化。这可能是由于热量对神经传导动作电位的能力的影响。显然，动作电位未能到达预定目的地会干扰正常的大脑功能，并使患者的生活变得非常艰难。

你的大脑一直都能完美运作吗？

教科书经常提及大脑可以完美地控制意识和正常思考。实际上，这与实际情况相去甚远。即使动作电位确实能成功地传导到轴突末梢，这也无法保证任何指定任务都将会被完成。大脑工作的时候其实会发生许多错误甚至会失控，且尽管大脑在对的时间点正确地处理信息具有挑战性，会存在一些难以避免的错误，但我们确实产生了意识。例如，在正常情况下，轴突末端的动作电位的到达将诱导特定化学物质的释放，有时会出现没有释放任何化学物质或者这些化学物质的释放量太少的情况。从神经元末端释放的化学物质被称为神经递质，它们诱导下一个神经元启动其自身的动作电位，从而进一步传递信息，以此类推。当你正在阅读这句话时，你的大脑中正在发生这种复杂又令人惊讶的缓慢的电化学信号转化过程：大量电信号沿着视觉轴突传播，诱导控制视觉的脑区释放神经递质。然后，这个视觉脑区将动作电位传送到大脑的其他部位，以通知其他脑区阅读白纸上由黑线构成的文字，并且这些文字具有你的大脑可以理解的含义。动作电位沿着轴突传递并到达轴突末梢，诱导神经递质释放并传递到下一个神经元，将信号依次传递下去，这就是实现信息和思想传递的方式。这个过程的各个方面都会在整个大脑中发生，并且它始终是你产生意识和所有经历的基础。我们需要了解的是我们的大脑并不能一直完美运作，但我们最终一定会努力适应这种通过进化而发展来的大脑信息传递方式。

什么是神经递质？ 它们又能为你做什么？

在大脑内，大多数主要结构会进化为小细胞团，称为核团或神经节，它们将参与控制相关功能。一些核团控制运动，一些核团控制体温，还有一些核团控制你的心情。总的来说，无论是章鱼还是人类，基本上都是通过神经元彼此沟通来感知外部世界和身体内部发生的变化，然后大脑决定实施哪种行为，以提高物种生存和繁衍的机会。对于人类和其他一些动物来说，可以有一个很简单的目标——做一些能带来快乐的事情。在 20 世纪 60 年代，对一些美国人来说，这些简单的快乐就是性、毒品和摇滚乐，这是很可悲的。大脑中释放的特殊神经递质到达特殊大脑区域，我们就会感到愉悦。

每种神经递质的功能完全取决于它的结构和所处的脑区。我们来看几个例子，在你的大脑深处有一个叫作基底神经节的区域。基底神经节中的神经元负责正常的、平滑的可控运动，这些核团中神经递质多巴胺的水平远高于周围大多数脑区的。因此，科学家已经得出结论，基底神经节内的多巴胺主要参与控制运动的功能。此外，如果大脑暴露于可抑制多巴胺功能的药物,那么你的行动能力将受到影响。多巴胺显然对运动至关重要,然而,如果认为多巴胺仅参与控制运动功能也是不正确的。你还可以在眼睛的视网膜和下丘脑中发现多巴胺,这些结构与运动无关。多巴胺也被释放到额叶的某些区域,使人产生一种愉悦的感觉。海马中有一种神经递质叫去甲肾上腺素,因为海马是形成新记忆的关键区域,所以去甲肾上腺素也会影响记忆的形成。然而,去甲肾上腺素在其他大脑区域也起着与记忆无关的作用。我们应该知道的是并没有什么具体独特的"多巴胺功能"或"去甲肾上腺素功能",是神经递质所在的大脑区域定义了它的功能,而不是神经递质本身。事实上,神经递质在各个大脑区域的功能非常复杂,因此我们很难简单地解释它在大脑中的功能。

神经递质来自你食用的食物,因此,在某些条件下,你吃的东西会影响你的思维和感受。首先,氨基酸、糖和脂肪等营养素从食物中被吸收,并通过血脑屏障进入大脑;然后这些营养素被吸收到你的神经元中,一些特定的酶会将它们转化为神经递质。这些神经递质分子被储存在非常微小的突触小体中,并耐心地等待指示神经元释放它们的动作电位的到来。一旦离开神经元,神经递质就会开始四处寻找与下一个神经元通信的方式。两个神经元通信的交界处被称为突触。神经递质分子现在可以自由地在突触间隙内游荡,最终会碰撞并且连接一种特殊的蛋白质,即一种受体。受体就像漂浮在突触另一侧的神经元外表面上的小船,为神经递质自身连接提供了舒适的对接端口。一旦实现神经递质和受体的这种对接,神经元之间通信过程的下一阶段就开始了。在这个时间节点,可能会发生许多不同的事情:离子可能会进出细胞通道,酶可能被激活,基因可能被启动或关闭,以及许多其他可能性。这些继发过程可能对神经元的行为产生长期影响,并最终对你的思想和行为产生影响。

同时,在与受体相互作用后,神经递质被重新吸收到原来释放它的神经元中,并终止其效应,这种"吸尘过程"称为重摄取。或者,神经递质也可能在局部存在的酶作用下转化为一种不再与大脑相互作用的化学物质。一旦神经递质被灭活,它就会被从大脑内清除到血液中。在我们的许多体液中可以很容易地检测到大脑日常活动的代谢产物,这些信息可用于确定我们的大脑是否正常运作。但有一种情况是不会发生的:大脑中产生的神经递质不会完好无损地离开大脑。它们要么被代谢,要么被血脑屏障阻挡。这种封锁是至关重要的,因为如果这些神经递质从大脑中逃逸，它们就会发生变化，可能带来致命的或其他不利的后果。

总之，在神经元之间相互通信的过程中，既包括以电信号通过动作电位的方式沿轴突传递信息，也存在以化学信号的方式通过神经递质释放到下一个神经元来传递信息。想象一下，当你的电话铃响时，通过家外面的电话线传输的电信号就类似于沿着轴突行进的动作电位，有人给你发了一个信号。当你拿起电话听筒，将它放在耳边，电话将一些化学物质传到耳朵里，你的耳朵就充当了化学物质的受体。这就是大脑在与神经元通信的个体神经元水平上的工作方式。在大脑的每个角落，神经元被电诱导向临近神经元释放出化学物质，释放的化学物质来自你的饮食。这给了我们一个重要提示：你的饮食对正常大脑功能是非常重要的，稍后将更详细地讨论这一主题。既然你已经熟悉了大脑的各个组成部分、神经元和神经递质，以及它们用来相互交流的化学物质，那就让我们把它们整合到一起吧。现在便到了本书前面所提到的描绘"大脑地图"的好时机。

你的大脑是如何组成的？

在过去的几十年里,随着无创技术检查在脑功能研究中的引入,神经科学家无意中重新证明了大脑功能分布的一种理论,该理论类似于 1796 年一个未获广泛认可的想法。德国医生加尔在 1796 年提出,某些大脑区域或模块具有特定局部功能,并可通过测量人类头骨的方法来研究大脑功能。这个想法很直观且很有吸引力,在当时变得非常流行,此外,这种想法粗略地描述了大脑的实际运作方式。200 多年后的今天,得益于一些高度精密和昂贵的扫描仪器的发明,我们又回到了大脑区域化的概念。大脑的某些部分显然专注于特定的功能,如视觉、听觉或触觉,因此,模块的概念并非完全错误。然而,一个更好的比喻是将大脑视为一个管弦乐队,需要许多独特的乐器(大脑区域)同时协同工作以产生复杂的活动模式,从而形成一种美妙的音乐片段(如感知一只蓝色的鸟飞过一个人的视野)。当我们现在介绍各大脑区域的功能时,请记住管弦乐队这个类比概念。

大脑前半部分发生了什么?

在眼睛后面,大脑的前半部分称为额叶。现在我们开始讨论额叶,因为它们控制着很多令人着迷的行为。关于额叶功能的大部分知识都是通过研究创伤性颅脑外伤、中风、癌症或脑内感染的患者行为所获得的。在过去的几十年中,无创检查技术得到了广泛应用,例如磁共振成像扫描仪可监测到意识清楚的人在执行特定任务时额叶的活动情况。这是科学家所了解到的。

额叶可让你做出决定,计划你的行动,组织你对特定目标的想法,并控制你对周围其他人的行为。你从父母那里继承了许多个性特征,这些特征由额叶内的特定区域控制。额叶某些区域的大小差异与特定的人格特征相关,这可能并不令人十分惊讶。例如,自我反省能力与位于额叶顶部的区域(称为前额皮质)的大小相关。如果关注负责自我反省的额叶部分(眉毛后面)的一侧,你会发现当我们执行复杂行为(如集中注意力或说谎)时,该区域会变得活跃。

说谎显然是一项复杂的任务,需要集中注意力和前脑区域的积极参与。这种皮质激活需要耗费大量的能量,这可能解释了为什么我们大多数人不善于说谎,我们可能只是缺少必要的皮质,无法成为一个善于说谎的人。有些人天生具有这些大脑皮质特质,因此他们善于说谎,并且在某些需要公众支持的职业中容易取得成功。

如果你现在将你的注意力转移到额叶的最侧面,就在你的太阳穴内部和眼睛后面,你会发现一个区域,即额下皮质,它负责控制低风险行为。该脑区与大脑中的另一个称为伏隔核的区域不断地进行沟通和竞争,伏隔核会引导你去做一些高风险行为。当你在犹豫是否还要再吃一块巧克力蛋糕时,这两个区域可能就在相互竞争控制权:额下皮质说,"不,你不需要另一块,它只会让你发胖",而伏隔核却说,"吃它,它好吃极了"。一旦你的额叶做出决定,它们只能做一件事——指导一些肌肉收缩并移动你身体的某个部位。尽管我们的额叶功能多样,神经过程也非常复杂,然而一旦额叶做出决定,我们的大脑就只能按照指令行事,比如,是否收缩肌肉,移动肢体或手指来拿第二块蛋糕。这就是大脑可以做的所有事情,以完成我们各种奇妙复杂的想法——让你从这里转移到那里,然后再移动回来。

你生活在大脑的额叶中。这个"你"是那个正在考虑上一句话含义的"你"，也是那个正在感受炎热、寒冷、饥饿、生气，或者正在做任何事情的"你"。大脑皮质的这个特定区域是大脑神经回路的一部分，一旦你在早晨醒来就会开启。想想你在醒来后立即感受到的那种非常熟悉的感觉——你知道自己是谁，你在哪里，以及身边那些熟悉的人和物。当你在思绪飞扬、回忆过往或考虑未来时，额叶是大脑活跃的区域之一。通过应用精细的扫描仪器的研究，我们现在明白，额叶的内侧（两个半球之间的深处）表面的皮质区域负责我们的"心理理论"或者一种能够意识到其他人的思想和情感的能力。

大脑是如何产生言语的？

既然你已经产生了一些想法，现在是时候告诉你的朋友你在想什么。言语从额叶开始。额叶中的神经元控制着你所有的肌肉，包括言语所需的口腔肌肉。在你的额叶左侧有一个叫作布罗卡区的大脑区域，它可以控制你脸部和咽喉肌肉的运动，让你对听者发出有意义的声音，即产生言语。这个小的脑区以法国医生保罗·布罗卡（Paul Broca）的名字命名，因为是布罗卡医生最先发现了一名这个区域被损伤的患者出现了言语障碍。不幸的是，布罗卡区位于大脑中极易受中风伤害的区域。当布罗卡区受损时，患者说话变得困难，会变得语无伦次或完全不流畅。相比之下，这些人理解言语的能力却不受影响，这是因为负责理解言语的大脑区域位于大脑的后半部分。布罗卡区受损的人无法正常说话，说话是一个复杂的过程，目前人们对其机制还不完全了解。神经学家已经发现，那些听力缺失并使用手语的人的交流能力也会受布罗卡区损伤的影响。总体来说，额叶的功能是决定你想说什么，然后在布罗卡区域神经元的帮助下组织喉咙和口腔肌肉的运动，以发出可被另一个人理解的有意义的声音，即言语。大脑的一个重要的普遍规则是，发挥特定功能的皮层数量与该功能的复杂性有关。因此，布罗卡区在人类大脑中的容量占比非常大，因为言语是一件很复杂的事情。显然，由于皮质的大小是有限的，皮质可以同时实现的功能也受到限制。言语的产生对我们额叶的要求非常高，以至于驾驶员在开车时与他人交谈会分散注意力，从而导致驾驶的安全性降低。同样，将注意力集中在视觉图像上会降低我们理解言语的能力。

大脑后半部分发生了什么?

大脑后半部的皮质用于接收、翻译和存储从眼睛、耳朵、鼻子、舌头、皮肤、肌肉和关节接收的感觉信息。让我们从你的眼睛开始,你是如何看东西的? 枕叶皮质位于你的后脑勺,它的主要功能是处理来自眼睛的信息。两只眼睛将信息发送到两侧大脑半球。枕叶皮质"看到"的仅仅是许多线条。令人惊讶的是,这就足够了。毕竟,视野中的每个物体本质上都是很多的短线连在一起,形成字母、面和特定的形状。在枕叶内,世界"看起来"像 20 世纪 30 年代的电视节目,也就是说,它只能以黑白的方式呈现。在这个水平上,视网膜提供的颜色信息与构成形状和面部的线条信息会被分别处理。目前,没有人确切知道在大脑中哪个区域可以将物体的颜色及其形状合并以产生我们周围世界的视觉图像。

枕叶及附近的一些区域负责一些真正令人惊叹的视觉图像处理,以确保你的视觉世界表现得如你期望的那样。例如,在你观察环境时,你的眼睛会不断地移动。花一点时间观察一下别人的眼睛,它们会来回移动,这被称为眼扫视运动。你对面的人甚至不知道他的眼睛正在这样做,当然,当你看着他时,你的眼睛也在做着同样的事情。眼扫视运动将你正在观察的物体的图像从视网膜的一部分移动到另一部分。当你读到这句话时,你的眼睛正快速地来回扫视。那么,为什么你的视觉世界不会像眼睛扫视一样来回快速跳动呢? 大脑是怎样使世界变得如此有秩序和安静的? 答案很简单:当眼睛在快速扫视的时候,大脑不会接收此刻来自眼睛的任何信号。在每次扫视期间,你的大脑会立即停止处理视觉图像并让你相信没有任何事情发生。通过合并每次跳跃之前和之后获得的信息,你的大脑可以保留你的个人即时的视觉呈现。通过这种方式,大脑可以在视网膜上的视觉图像跳动之前给你呈现出一个连续的现实视觉世界。大脑的这种"诡计"给了我们一个印象,即世界是一幅幅流畅、完美、连续的流动视觉画面。这种"欺骗"与你观看电影时的情况相同。你知道电影是一系列摄影剧照,快速闪现在你面前的银幕上,然而你却将电影视为流畅的视觉画面流。眼扫视运动不断在发生;事实上,它们经常发生,以至于你在 60% 到 70% 的时间里基本上没有"看到"任何东西。在一天中 2/3 的时间里,当你的眼睛睁得大大的时候,你实际上是看不见任何东西的,只是你永远注意不到这点。你的大脑非常善于欺骗你的思想，让你认为什么事都没有发生，让世界看起来是不间断的流动影像。

相比之下，你会意识到当你眨眼时的某一刹那你没有看到任何东西。眨眼比眼扫视运动持续时间更长，因此，大脑有时间利用这个传入电信号的短暂停顿，激活大脑区域里一种被称为"默认网络"的特殊信号模式。当你独处，不受干扰和感到无聊，思想开始漫游时，这些大脑区域会激活相同的模式。很难相信，在你眨眼的时候，你的大脑会试图离线做个白日梦，但事实确实如此。有时，你的思绪会漫游更长的时间。

为什么你的思绪会漫游？为什么你的大脑会反复思考白天的一些想法，或者去猜想你明天可能会发生的潜在对话？为什么你的大脑就不能静静地休息？任何曾经尝试过冥想的人都发现放空思想是多么困难，需要大量练习才能获得成功。简单地说，你的大脑并不是在一个对完全静止且没有思考的你有所奖励的世界中进化而来的。任何生物，如果它的大脑经常完全脱离世界，没有思考，那么它很快就会被一种善于思考的更强大的生物体取代。也许我错了，但我确实觉得霸王龙不是一种善于思考的生物。

为什么你会做白日梦？

令人惊讶的是，这个问题的答案与人类为什么喜欢喝咖啡和对一些物质上瘾有关。大脑真的喜欢刺激信号，如某些想法或药物等，但它似乎并不重要。当你没有向大脑提供来自外部的输入信号时，如来自电视、音乐或探索社交媒体网站等的信息，你的大脑会主动脱离并开始产生自己的刺激信号，即做白日梦。因此，当你在听一个无聊的讲座或第 100 次听叔叔讲述关于大鱼逃脱的故事时，你的思想有一种倾向，有时候可以说是一种紧迫感，希望逃离现场并以自己觉得更有趣的想法娱乐自己，如"今天晚餐吃什么？"或者"姐姐是什么时候长出的小胡子？"神经学家现在已经确定当人们做白日梦时选择性地开启和关闭了一些大脑区域，这些区域包括额叶和顶叶。这些研究还证实了做白日梦对正常的大脑功能很重要，白日梦可以帮助你理清重要的想法并抛弃没有意义的想法和顾虑。根据科学家最新的研究可知，当你醒着的时候，有 60％ 到 70％ 的时间在做白日梦！所以，总体来说，我们在白天醒着的大部分时间是看不见的（由于眼扫视运动）或完全不在线（做白日梦）。但令人惊讶的是,我们却可以完成很多事情。

为什么大脑会花这么多时间做白日梦?

你的大脑在一个感觉信息丰富的世界中进化,并激励你将它暴露在复杂的感官体验中。每当你体验到新的东西时,你的大脑就会在额叶中释放出多巴胺,多巴胺是大脑中主要的奖赏性神经递质。你可以通过摄取咖啡来人工刺激大脑中多巴胺的释放,也可以通过打开电视、听音乐、发生性行为,或者与对你重要的其他人进行简单的交流来达到这一目的。大脑已经进化出一种系统,可以激励你获取新信息和产生很多想法,因为这样做可能具有生存意义。你知道得越多,你就越有可能生存下去并将好奇的基因传递给下一代。因此,你的大脑需要通过自己的想法或外源性化学物质来不断地获得娱乐体验,反过来大脑通过释放多巴胺来强力地激励你提供了这种信号。这对你来说是一种负担,也是一种幸运。

颞叶的功能是什么?

让我们继续向前探索,大脑中位于耳朵下方的部分是左右颞叶。正如第 1 章所讨论的，颞叶的不同区域致力于处理记忆，识别如椅子和面部之类的物体，并用情感的方式回忆这些记忆和物体。颞叶下半部的损坏会使人无法识别熟悉的人和物体。对于这些不幸的人来说，一切似乎都是陌生的，即使他们曾经历过类似场景。这被称为 jamais vu，来自法语，意为"识旧如新"。这种情况通常会带来一种怪异感，患者感觉好像自己第一次看到这种情况，即使曾经碰到过这种状况。

颞叶也参与理解从你耳朵听到的信息的含义。这个区域被称为听觉皮质，它的组织方式就像钢琴上的琴键一样，颞叶的一端有高音，另一端有低音。听觉皮质的损伤会使人丧失对声音的意识，但他仍然可以反射性地对一些噪声做出反应。这是因为你对意外或响亮声音的反应是由大脑的一个非常原始的区域处理的，该区域并不是正常听觉皮质的一部分。参与理解语言（口语或书面语）的颞叶区域仅存在于大脑的左侧（对于大多数人来说如此），被称为韦尼克区。该区域的损伤会导致失语症，该区域受损的患者无法理解书面和口头的语言。这个区域经历过损伤或中风的患者的语言具有正常的节律，但没有任何意义。那些最终恢复语言能力的患者说，在他们的韦尼克区受到损伤时，他们发现自己无法理解他人或者自己的语言，但这些患者仍然保持唱歌和说脏话的能力，这些功能被认为是由对侧半球（通常是右半球）的皮质区域处理的。左半球通常被称为优势半球，因为这侧大脑半球中存在着控制语言功能的区域。然而，非主导的右半球也存在着与语言功能相关的区域。右半球中的相同区域可以同时处理和解决模糊词中的歧义。在说英语时，我们都在为英语中的某些单词有多重含义这件事而苦恼，右半球颞叶就有区分这些含义的功能。

什么是癫痫发作？

颞叶的神经网络和细胞结构使其特别容易产生导致癫痫发作的神经电活动模式。当某一部分脑区内的神经元自发地向相邻神经元发射一系列电信号，并将这些电信号变成自我维持的不断发射和逐渐增加的活动模式，然后传播到附近的其他大脑区域时，就会发生癫痫发作。你可能坐在棒球场或足球场时目睹了类似这种效应的"人类版本"。当球场看台上的一小群人站起来向天空挥手时，他们附近的人们也会这样做。先是慢慢地，然后越来越快，紧接着有越来越多的人加入其中，这种站立着挥动双手的球迷形成的"人浪"围绕着圆形体育场蔓延，直到这种"人浪"成为一种自我维持的能量节奏,而这份能量便是由球迷渴望带动球场气氛驱动的。大脑的行为方式大致相同。然而,这种自发电活动的原因尚不完全清楚,创伤性脑损伤、发热、大脑感染(如脑炎和脑膜炎)、中风、脑肿瘤和各种遗传综合征等都可能导致癫痫发作。神经元通常表现得好像它们更喜欢彼此同步发送电信号而不是保持静止状态。问题在于癫痫发作这种情况的存在使得大脑几乎不可能正常工作,就像你在球赛中参与"人浪"的同时很难再将注意力放在球场的比赛上。一旦癫痫发作开始,它遵循神经元的自然行为方式;也就是说,它会以所有神经信息在大脑中传递的方式,传播到邻近的大脑区域。随着癫痫发作涉及越来越多的神经元,它会穿过皮质,以一种紊乱的信号波的形式从一个区域蔓延到另一个区域,直到整个大脑参与其中。

癫痫应该积极治疗,绝不能允许它反复发作。为什么呢?因为大脑中以癫痫发作为特征的神经活动的增强与学习过程背后的机制非常相似,最终,随着癫痫发作次数增多,大脑将学会产生越来越多的癫痫发作。通常,导致癫痫发作的神经回路涉及神经递质谷氨酸盐,大脑中这种神经递质的释放增加会导致神经元细胞死亡。因此,必须通过治疗避免癫痫反复发作,以减少癫痫发作频率和神经细胞死亡。神经学家通过研究癫痫患者发现，特定脑区有着特定的脑功能这一观点已被证实。例如，起源于颞叶内的癫痫发作通常与该颞叶区域相关的功能有关。患者可能会出现遗忘症或对特定记忆的回忆，产生异常的味觉或嗅觉，出现极度悲伤或快乐且无法解释的情绪，或幻听幻视等。这些都是由癫痫发作导致的不受控制的神经元激活而引发的颞叶活动。

癫痫是一种常见的大脑疾病，已经困扰了人类数千年。如前所述，颞叶异常特别容易引起癫痫发作。最近的一项调查发现，极端宗教信仰倾向与难治性癫痫患者的右颞叶内的病理改变显著相关。事实上，医学文献中有许多癫痫患者表现出宗教妄想的病例。癫痫发作可以诱发生动的幻觉，这些幻觉通常具有其他世俗或宗教特征。当患者出现幻听时，通常一次只涉及一个声音，而且他们听到的是母语。

什么是幻觉？

对幻觉的研究表明，你对世界的体验并不仅仅取决于直接传入大脑的信号。当你看到某些东西但现实却没有这些东西时,你正在产生幻觉;当你的大脑完全误解传入的感觉信息时,你正在产生幻觉;当你的大脑在没有正常感觉系统帮助的情况下产生自己的感觉信息输入时,你正在产生幻觉。任何感觉模式,听觉、触觉、味觉,甚至是这些感觉的混合,我们称为交叉模式,都可能对你大脑的后半部分跳动的神经信号产生严重的误解。这就是为什么癫痫发作会引起幻觉;它们的特点是随机的神经活动,而你的大脑却试图将其解释为有意义的东西。目前,没有人能确定大脑中是如何产生幻觉的。精神分裂症或痴呆患者经常出现幻听或幻视,疾病的严重程度与这些患者是否存在幻视有关。一些研究理论认为,出现这些幻觉是因为精神分裂症患者缺乏区分自我产生和外部产生的思想和感官体验的能力。如果你无法区分你的大脑产生的幻觉与真正发生的事情之间的差异,你也可能失去预测你将要感知的结果的能力。这种奇特的状况有一个非常有趣的不寻常后果:如果你不能预测自己的行动的结果,你可以试着给自己挠痒痒,这一点一般正常人很难做到。令人惊讶的是,精神分裂症患者却可以做到给自己挠痒痒。这种特殊的情况可以让你深入了解哪些大脑区域在精神分裂症患者的大脑中无法正常工作。

　　为了深入了解幻觉的含义,我们可以先研究致幻剂在大脑内的作用。研究最多的致幻剂之一，也是 20 世纪 60 年代美国众多不良电影的主题，便是麦角酰二乙胺（lysergic acid diethylamide，LSD）。LSD 一旦被摄入，就会附着在整个大脑中的各种 5-羟色胺受体蛋白上。5-羟色胺是由轴突投射到大脑各个部位的神经元释放的神经递质。如果你能够将记录仪插入 5-羟色胺神经元中，你会发现它具有规律的、缓慢的自发电活动，它在你清醒时变化不大。当你入睡时，这些神经元的活动会减慢。当你开始做梦时，或者，正如我们将很快就看到的那样，如果你摄入了一种致幻剂，这些神经元将完全停止活动。LSD 对 5-羟色胺能神经元的影响可能是启动整个大脑中一系列复杂过程的初始触发因素，这种过程被称为幻觉。事实上，目前没有人了解 LSD 或任何其他致幻剂是如何起作用的，或者 5-羟色胺是如何使人产生幻觉效应的。引起这种不确定的混杂因素是一些强大的致幻剂对 5-羟色胺功能完全没有影响。一些兴奋剂，如苯丙胺和可卡因，是通过激活多巴胺受体使大脑产生幻觉的；其他如 PCP（phencyclidine，苯环己哌啶）和氯胺酮是直接作用于谷氨酸受体的。幻觉有时会发生在过着正常健康生活的人身上，并且这些人从未意识到发生在他们身上的这种奇妙的感官体验是其他人都未体验过的，这被称为联觉。

什么是联觉？

想象一下自己是一个躺在婴儿床上的新生婴儿。在这个年龄段，你的大脑中 5-羟色胺能神经元功能还没有发育完全，5-羟色胺受体也没有转变为成人水平。你的感觉系统——眼睛、耳朵、手指、脚趾和鼻子等，功能都很完善，但是由于你的5-羟色胺能系统还没有发育成熟，你的大脑无法正确处理所有传入的感觉信息。因此，视觉信息与听觉信息混合，气味中混淆了颜色，触摸能产生声音。为什么会这样？一种理论认为，大脑需要正常的 5-羟色胺功能才能准确地处理皮质中的感觉信息。如果这种神经递质系统不能正常工作，那么感官体验就会相互混淆，这种经历称为联觉。一些科学家推测，当人仅只有几天或几个月大时，由于大脑的神经递质系统和解剖结构尚未发育成熟，联觉是大脑正常的体验。20 年后，5-羟色胺能系统功能发育成熟，摄入 LSD 会产生一种短暂的类似于你婴儿时的联觉体验。为什么？由 LSD 或其他任何致幻剂诱导的 5-羟色胺能系统的抑制作用可能可以重现你在新生儿时"正常"

的联觉状态。作为一个新生儿,你发现这种情况令人恐惧,所以你才会哭。毕竟谁不会这样呢?然而,作为刚摄入一些LSD的成人,你可能会在正确的环境中相信这种情况是一种超然神秘的体验。事实上,这并不神秘;它是一种药物诱导的状态,这种状态最初存在于你的婴儿阶段的大脑中,这时候那一小部分释放 5-羟色胺的神经元还未成熟。幸运的是,由于你的"婴儿失忆症",你不记得这种奇怪的经历。下次当你发现自己徘徊在一个哭泣的受惊婴儿的婴儿床旁时,请记住这一点——你可能引发你对面的孩子产生了一些可怕的幻觉。

有些人永远不能从这种持续产生幻觉的婴儿阶段中成长起来,这些人被称为联觉者。影像学研究发现,这些个体的异常与各个颞叶区域内连接模式的改变一致。联觉有很强的遗传成分,在家庭遗传中男性患此种病症的概率与女性一样。然而,并非所有获得变异基因的人都会出现症状。该病症目前被认为是一种无害的感知替代形式。

顶叶里面会发生什么?

接下来,将注意力转移到大脑后半部的顶部,这个大脑区域称为顶叶。这个脑叶的前部负责处理触感和味觉。顶叶的后半部分是最后进化的大脑区域之一,并且具有一项非常复杂的功能:它负责将从全身传入大脑的感觉信息(主要是人类的视觉信息)整合成一个单一的,对每个人来说都是独一无二的"世界观"。顶叶还接收来自额叶的信息。例如,一旦你的额叶决定移动你的右臂,这个决定的副本将被送到顶叶;顶叶使用这些信息来预测即将发生的运动的感觉后果。顶叶总是想要在你做之前知道你要做什么,以便能够预见到后续感官体验的到来。这就是为什么正常的你不能自己挠痒痒,因为你的顶叶总是能知道你的手将要做什么,所以这些感觉信号不可能潜入你身体的某个部分。

影像学研究表明,当我们展望未来,做出一些与道德相关的决定或回忆一些发生在自己身上的事情时,顶叶会变得活跃。这些任务的复杂性和抽象性可以解释为什么顶叶在脊椎动物中进化的时间这么晚。如果了解了顶叶是与白日梦相关的默认网络的重要组成部分,这可能就不足为奇了。在你大脑中的所有区域,顶叶功能可能是最不被人们所理解的。最近的研究表明,顶叶在阿尔茨海默病的早期阶段表现出明显的病理学特征,这可能有助于一些初始症状的诊断,如意识错乱、妄想、定向障碍，以及思维、理解困难和注意力难以集中等。

大脑扣带回位于哪里？ 为什么需要关注它？

想象一下大脑是你双手捧着的西瓜。现在将西瓜从中间切开，这样你两只手分别握有相同的半个西瓜。半个西瓜类似于一个大脑半球。现在看一下其中一半的内部平面，你将能够看到另一个重要的大脑区域，即扣带回，从大脑的前部水平延伸到后部。这个脑回执行一些非常有趣的任务。一些研究通过使用无创扫描仪器发现，当我们经历社交疼痛或躯体疼痛时，扣带回会变得活跃，从而证实了我们所有人一直都知道的东西——语言可以像剑一样刺伤人并产生真正的痛苦。在做出下一步行为决定时，这个脑回也很活跃。扣带回可以帮助你确定你的下一个行为会得到奖励还是惩罚。这个大脑区域是大脑中大量区域的一部分，统称为边缘系统。我们在第 2 章讨论过这个系统。

在双相障碍或重度抑郁症患者的大脑中，扣带回的体积明显较小。目前尚不清楚这一关键大脑区域的萎缩是发生在这些疾病的症状出现之前，还是这些疾病长期作用产生的结果。

扣带回除了在抑郁症中的潜在作用外,最近的影像学研究发现,在精神分裂症患者脑中,扣带回的前部区域体积较小,并且这种变化与较低的社会功能水平和较高程度的异常精神病理相关。这种相关性是否是这些症状的根源仍有待未来的研究确定。

我的一位同事曾接诊过一位患者,这位患者的两个大脑半球之间长有良性肿瘤。随着肿瘤体积的增大,肿瘤开始在她大脑的两个半球之间挤压扣带回。这个肿瘤是患者在车祸后由于一些不寻常症状去做检查时被发现的。最严重的症状是她失去了控制性欲的能力。这对患者来说是最痛苦的,因为她是一位隐居的修女。幸运的是,当肿瘤最终被移除后,这位女士能够控制她的性冲动并恢复她所选择的身份。

什么是小脑? 它的功能又是什么?

很久以前,解剖学家发现小脑似乎是一个额外的伴随大脑且悬挂在大脑半球后面的东西,并决定将其称为小脑。它是一个网球大小的结构,大小约为大脑的 1/10。令人惊讶的是,它几乎包含了你脑中 50% 的神经元。它有一个高度盘绕并且只有三层结构的皮质，小脑内部包含许多进出大脑和脊髓的有髓轴突。小脑有什么作用？再一次，关于这个问题的答案来自使用无创扫描仪和颅内电极的研究。小脑在控制某些类型的记忆和情绪方面起作用。我们还知道，小脑内的神经元在躯体肌肉收缩之前和期间变得活跃。当小脑因受伤、中风或肿瘤而受损时，最常见的症状是运动和转变姿势困难。患有小脑损伤的人可以移动，但他们的动作不流畅或不能很好地控制动作。小脑从肌肉和关节接收感觉信息，告知你身体部位的位置，这使你可以正确移动而无须关注每一个动作。小脑损伤的患者通常会发现他们需要将双脚分得很开行走，并且因为他们无法分辨四肢的位置，所以他们需要随时观察他们的肢体在做什么。

小脑能够使复杂运动顺利地进行，这种能力也可能因酒精或大麻中毒而受损，这是因为小脑含有对这两种药物产生反应的特异性受体蛋白。如果你因涉嫌醉驾被警察拦截，可能会被要求你用伸出的手指触摸你的鼻子。通常，这是一个非常容易做到的动作，然而，当小脑浸泡在酒精中时，这个动作变得并不容易完成。酒精扰乱了神经元活动的模式，阻止你准确地移动你的手臂去触摸你的鼻子。酒精还会扰乱小脑控制眼肌的能力。当警察指示你用眼球跟随他的手指时，他正在测试以确定酒精是否削弱了你的小脑控制眼球肌肉的能力。如果你的眼球开始以快速摆动的方式不自觉地从一侧移动到另一侧,而不是将目光固定在警察的手指上,那么你表现出了一种称为"眼球震颤"的症状。酒精中毒可诱发眼球震颤。显然,当谈及我们的生存和成功时,位于后面的小脑与前面的大脑一样重要。

大脑半球之间如何进行信息交流?

大脑的两个半球通过胼胝体进行信息交流,胼胝体是由轴突纤维构成的一种轴突信息通道。令人惊讶的是,随着皮质尺寸的增加,胼胝体的大小会成比例地变小。这是为什么呢? 原因是减少半球之间的连接数量可以让你的大脑半球耗费更少的能量与对侧大脑半球整合信息活动,这种适应性的改变使你的两侧大脑半球都可以专注于各自特定的能力。例如,控制言语产生的脑区通常仅存在于左半球。这种结构的优势在于,一侧半球的小区域皮质可以执行一个特定的功能,从而允许另一侧半球中的相同区域执行不同的功能。这可以让你的大脑具备更多样的能力。

虽然两侧大脑半球分别执行不同的特定功能有许多优势,

但也存在一个很大的缺点——由于中风或癌变，一侧半球的损伤可以导致非常大的功能缺陷。例如，左半球的轻微中风就可能会剥夺你的语言能力。单个半球具有特定的功能使我们的大脑具有非常多的能力，并提高了我们作为个体和人这一物种生存的机会，但代价是一些小的损伤就可以使我们遭受严重的功能缺陷。

结束语

在本书的开头，我介绍了本书的目的是为读者提供一些关于大脑的最准确和最新的信息。如果我的目的达到了，那么你已经了解了你的大脑是如何组成，如何进化以及如何产生情感、幻觉和记忆的。此外，我希望你也了解到，你的大脑对药物和食物做出反应是有一定程度的可预测性的，并且你吃的食物确实会影响你的思维方式以及衰老的速度。我鼓励你继续从本书提供的延伸阅读列表中了解更多的关于你神奇大脑的知识。我保证当你对大脑的了解越多，你就会越深刻地理解在你脑内漂浮的脑组织是如何产生思想的。

延伸阅读

1 记忆是什么？

Bliss TV, Collingridge GL（1993）A synaptic model of memory: longterm potentiation in the hippocampus. Nature, Vol 361, pp. 31-39.

De Leon J, Diaz FJ（2005）A meta-analysis of worldwide studies demonstrates an association between schizophrenia and tobacco smoking behaviors. Schizophrenia Research, Vol 76, p. 135.

Eichenbaum H（2008）Learning and Memory. New York: W. W. Norton & Company.

Giocomo LM, Hasselmo ME（2007）Neuromodulation by glutamate and acetylcholine can change circuit dynamics by regulating the relative influence of afferent input and excitatory feedback. Molecular Neurobiology, Vol 36, p.

184.

Gluck MA, Mercado E (2013) Learning and Memory: From Brain to Behavior, 2nd ed. Duffield, UK: Worth Publishers.

Hamann S (2005) Sex differences in the responses of the human amygdala. The Neuroscientist, Vol 11, p. 288.

Pfeiffer BE, Fostser DJ (2015) Autoassociative dynamics in the generation of sequences of hippocampal place cells. Science, Vol 349, p. 180.

Wenk GL (2003) Functional neuroanatomy of learning and memory. In: DS Charney, EJ Nestler, & BS Bunney (Eds.), Neurobiology of Mental Illness, 2nd ed., pp. 807-812. New York: Oxford University Press.

Wenk GL (2006) Neuropathologic changes in Alzheimer's disease: Potential targets for treatment. Journal of Clinical Psychiatry, Vol 67, p. 3.

Wenk GL (2014) Your Brain on Food: How Chemicals Control Your Thoughts and Feelings, 2nd ed. Oxford: Oxford University Press.

2 为什么你会有这种感觉？

Dravets WC, Price JL, Bardgett ME, Reich T, Todd RD, Raichle ME（2002）Glucose metabolism in the amygdala in depression: Relationship to diagnostic subtype and plasma cortisol levels. Pharmacology Biochemistry and Behavior, Vol 71, p. 431.

Falkai P, Rossner MJ, Schulze TG, Hasan A, Brzozka MM, Malchow B, Honer, et al. ,（2015）Kraepelin revisited: schizophrenia from degeneration to failed regeneration. Molecular Psychiatry, Vol 20, p. 671.

Gazzaniga MS（2015）Tales from Both Sides of the Brain: A Life in Neuroscience. New York: Harper Collins.

Jamison KR（1996）An Unquiet Mind: A Memoir of Moods and Madness. New York: Vintagem.

Kramer P, Bressan P（2015）Humans as superorganisms: how microbes, viruses, imprinted genes, and other selfish entities shape our behavior. Perspectives on Psychological Science, Vol 10, p. 464.

Ladoux J（1998）The Emotional Brain: The Mysterious Underpinnings of Emotional Life. New York: Simon &

Schuster.

Loftus EF（1979）The malleability of human memory. American Scientist, Vol 67, p. 312.

Lohoff FW（2010）Overview of the genetics of major depressive disorder. Current Psychiatry Report, Vol 12, p. 539.

Molgat CV, Pattan SB（2005）Comorbidity of major depression and migraine: A Canadian population-based study. Canadian Journal of Psychiatry, Vol 50, p. 832.

Muller AJ, Shine JM, Halliday GM, Lewis SJ（2014）Visual hallucinations in Parkinson's disease: theoretical models. Movement Disorders, Vol 29, p. 1591.

Patrick RP, Ames BN（2015）Vitamin D and the omega-3 fatty acids control serotonin synthesis and action, part 2: relevance for ADHD, bipolar disorder, schizophrenia, and impulsive behavior. FASEB Journal, Vol 29, p. 2207.

Perry E, Lee ML, Martin-Ruiz CM, Court JA, Bauman ML, Perry RH, Wenk GL（2001）Cholinergic activities in autism: abnormalities in the cerebral cortex and basal forebrain. American Journal of Psychiatry, Vol 158, p. 1058.

Posener JA, Wang L, Price JL, Gado MH, Province MA, Miller MI, Babb CM, et al. (2003) High-dimensional mapping of the hippocampus in depression. American Journal of Psychiatry, Vol 160, p. 83.

Raison CL, Miller AH (2013) The evolutionary significance of depression in pathogen host defense. Molecular Psychiatry, Vol 18, p. 15.

Slow EJ, Postuma RB, Lang AE (2014) Implications of nocturnal symptoms towards the early diagnosis of Parkinson's disease. Journal of Neural Transmission, Vol 121, p. S49.

Standage T (2006) A History of the World in 6 Glasses. New York: Walker.

Tohyama M, Miyata S, Hattori T, Shimizu S, Matsuzaki S (2015) Molecular basis of major psychiatric diseases such as schizophrenia and depression. Anatomical Science International, Vol 90, p. 137.

Young JW, Dulcis D (2015) Investigating the mechanisms underlying switching between states in bipolar disorder. European Journal of Pharmacology, Vol 759, p. 151.

Zigmond MJ, Coyle JT, Rowland LP (2014) Neurobiology of Brain Disorders: Biological Basis of Neurological and

Psychiatric Disorders. Salt Lake City, UT: Academic Press.

3 食物和药物如何影响你的大脑?

Bendlin BB (2011) Effects of aging and calorie restriction on white matter in rhesus macaques. Neurobiology of Aging, Vol 32, p. 2310.

Benton D (2010) The influence of dietary status on the cognitive performance of children. Molecular Nutrition Food Research, Vol 54, p. 457.

Courtright DT (2001) Forces of Habit: Drugs and the Making of the Modern World. Cambridge, MA: Harvard University Press.

Fontana L, Partridge L (2015) Promoting health and longevity through diet: from model organisms to humans. Cell, Vol 161, p. 106.

Lane N (2005) Power, Sex, Suicide: Mitochondria and the Meaning of Life. Oxford: Oxford University Press.

Lane N (2016) The Vital Question: Energy, Evolution, and the Origins of Complex Life. New York: W. W. Norton & Co.

Linden D (2007) The Accidental Mind: How Brain Evolution

Has Given Us Love, Memory, Dreams, and God. Cambridge, MA: Harvard University Press.

Marchalant Y, Cerbai F, Brothers HM, Wenk GL (2008) Neuroinflammation in young and aged rats: influence of endocannabinoids and caffeine. Journal of Neuroimmunology, Vol 197, p. 168.

Marchalant Y, Brothers HM, Wenk GL (2009) Cannabinoid agonist WIN-55, 212-2 partially restores neurogenesis in the aged rat brain. Molecular Psychiatry, Vol 14, p. 1068.

Murakami K, Sasaki S (2010) Dietary intake and depressive symptoms: A systematic review of observational studies. Molecular Nutrition Food Research, Vol 54, p. 471.

Peneau S, Galan P, Jeandel C, Ferry M, Andreeva V, Hercberg S, Kesse-Guyot E (2011) Fruit and vegetable intake and cognitive function in the SU. VI. MAX 2 prospective study. American Journal of Clinical Nutrition, Vol 94, p. 1295.

Sánchez-Villegas A, Balbete C, Martinez-Gonzalez MA, Martinez JA, Razquin C, Salas-Salvado J, Estruch R, Buil-Cosiales P, et al. (2011) The effect of the Mediterranean diet on plasma brain-derived neurotrophic factor (BDNF) levels: The PREDIMED-NAVARRA randomized trial. Nutritional Neuroscience, Vol 14, p. 195.

Stice E, Yokum S, Burger KS, Epstein LH, Small DM (2011) Youth at risk for obesity show greater activation of striatal and somatosensory regions to food. Journal of Neuroscience, Vol 31, p. 4360.

Wenk GL (2014) Your Brain on Food: How Chemicals Control Your Thoughts and Feelings, 2nd ed. Oxford: Oxford University Press.

Wenk GL (1991) Dietary factors that influence the neural substrates of memory. In: RL Isaacson, K Jensen (Eds.), The Vulnerable Brain and Environmental Risks. Vol 1: Malnutrition and Hazard Assessment, p. 67. New York: Plenum.

Wenk GL, McGann-Gramling K, Hauss-Wegrzyniak B, Ronchetti D, Maucci R, Rosi S, Gasparini L, Ongini E (2004) Attenuation of chronic neuroinflammation by a nitric oxide-releasing derivative of the antioxidant ferulic acid. Journal of Neurochemistry, Vol 89, p. 484.

4 为什么我们需要睡眠和梦境?

Cipriani G, Lucietti C, Danti S, Nuti A (2015) Sleep

disturbances and dementia. Psychogeriatrics, Vol 15, p. 65.

Dauvilliers Y, Silber MH, Ferman TJ, Lin SC, Benarroch EE, Schmeichel AM, Ahlskog JE, et al. (2013) Rapid eye movement sleep behavior disorder and rapid eye movement sleep without atonia in narcolepsy. Sleep Medicine, Vol 14, p. 775.

Frank MG (2012) Sleep and Brain Activity. Salt Lake City, UT: Academic Press.

Hasler BP, Bootzin RR, Cousins JC, Fridel K, Wenk GL (2008) Circadian phase in sleep-disturbed adolescents with a history of substance abuse: a pilot study. Behavioral Sleep Medicine, Vol 6, p. 55.

Kang JE, Lim MM, Bateman RJ, Lee JJ, Smyth LP, Cirrito JR (2009) Amyloid-beta dynamics are regulated by orexin and the sleepwake cycle. Science, Vol 326, p. 1005.

Kredlow MA, Capozzoli MC, Hearon BA, Calkins AW, Otto MW (2015) The effects of physical activity on sleep: a meta-analytic review. Journal of Behavioral Medicine, Vol 38, p. 427.

Lockley SW, Foster RG (2012) Sleep: A Very Short Introduction. Oxford: Oxford University Press.

Luppi PH, O Clément, SV Garcia, F Brischoux, P Fort (2013) New aspects in the pathophysiology of rapid eye movement sleep behavior disorder: the potential role of glutamate, gammaaminobutyric acid, and glycine. Sleep Medicine, Vol 14, p. 714.

Nixon JP, Mavanji V, Butterick TA, Billington CJ, Kotz CM, Teske JA (2015) Sleep disorders, obesity and aging: the role of orexin. Aging Research Reviews, Vol 20, p. 63.

Peever J (2011) Control of motoneuron function and muscle tone during REM sleep, REM sleep behavior disorder and cataplexy/narcolepsy. Archives of Italian Biology, Vol 149, p. 454.

Stickgold R, Walker MP (2009) The Neuroscience of Sleep. Salt Lake City, UT: Academic Press.

Underwood E (2015) The final countdown. Science, Vol 350, p. 1188.

5 大脑是如何衰老的?

Bardou I, DiPatrizio N, Brothers, HM, Kaercher RM, Hopp SC, Wenk GL, Marchalant Y (2012) Pharmacological manipulation of cannabinoid neurotransmission reduces neuroinflammation associated with normal aging. Health, Vol 4, p. 679.

Bass J, Takahashi JS (2010) Circadian integration of metabolism and energetics. Science, Vol 330, p. 1349.

Bausell RB (2009) Snake Oil Science: The Truth About Complementary and Alternative Medicine. Oxford: Oxford University Press.

Bendlin BB (2010) NSAIDs may protect against age-related brain atrophy. Frontiers in Aging Neuroscience, Vol 3, p. 2.

Boesen EH, Johansen C (2008) Impact of psychotherapy on cancer survival: time to move on? Current Opinion in Oncology, Vol 20, p. 372.

Brown WA (2012) The Placebo Effect in Clinical Practice. Oxford: Oxford University Press.

Claasen DO, JOsephs KA, Ahlskog JE, Silber MH, Tippmann-Peikert M, Boeve BF (2010) REM sleep behavior disorder preceding other aspects of synucleinopathies by up to half a century. Neurology, Vol 75, p. 494.

Duarte JMN, Schuck PF, Wenk, GL, Ferreira GC (2014) Metabolic disturbances in diseases with neurological involvement. Aging & Disease, Vol 5, p. 238.

Edelman S, Craig A, Kidman AD (2000) Can psychotherapy increase the survival time of cancer patients? Journal of Psychosomatic Research, Vol 49, p. 149.

Fontana L, Partridge L (2015) Promoting health and longevity through diet: from model organisms to humans. Cell, Vol 161, p. 106.

Furst AJ, Rabinovici GD, Rostomian AH, Steed T, Alkalay A, Racine C, Miller BL, Jagust WJ (2012) Cognition, glucose metabolism and amyloid burden in Alzheimer's disease. Neurobiology of Aging, Vol 33, p. 215.

Gold PE, Cahill L, Wenk GL (2003) The lowdown on Ginkgo biloba. Scientific American, April, p. 86.

Hall KT, Loscalzo J, Kaptchuk TJ (2015) Genetics and the placebo effect: the placebome. Trends in Molecular Medicine, Vol 21, p. 285.

Kaeberlein M, Rabinovitch PS, Martin GM (2015) Healthy aging: the ultimate preventative medicine. Science, Vol 350, p. 1191.

Lee MS, Pittler MH, Ernst E (2008) Effects of reiki in clinical practice: a systematic review of randomised clinical trials. International Journal of Clinical Practice, Vol 62, p. 947.

Marchalant Y (2009) Cannabinoids attenuate the effects of aging upon neuroinflammation and neurogenesis. Neurobiology of Disease, Vol 34, p. 300.

Markowska AL, Stone WS, Ingram DK, Gold PE, Pontecorvo MJ, Wenk GL, Olton DS (1989) Individual differences in aging: behavioral and neurobiological correlates. Neurobiology of Aging, Vol 10, p. 31.

Montagne A, Barnes SR, Sweeney MD, Halliday MR, Sagare AP, Zhao Z, Toga AW, et al. (2015) Blood-brain barrier breakdown in the aging human hippocampus. Neuron, Vol 85, p. 296.

Mosconi L, Mistur R, Switalski R, Brys M, Glodzik L, Rich K, Pirraglia MA et al. (2009) Declining brain glucose metabolism in normal individuals with a maternal history of Alzheimer's disease. Neurology, Vol 72, p. 513.

Perls T, Levenson R, Regan M, Puca A (2002) What does it take to live to 100? Mechanisms of Aging and Development, Vol 123, p. 231.

Rammsayer T (1989) Is there a common dopaminergic basis of time perception and reaction time? Neuropsychobiology, Vol 21, p. 37.

Riera CE, Dillin A (2015) Tipping the metabolic scales

towards increased longevity in mammals. Nature Cell Biology, Vol 17, p. 196.

Roodenrys S (2002) Chronic effects of Brahmi (Bacopa monnieri) on human memory. Neuropsychopharmacology, Vol 27, p. 279.

Sala SD (Ed.) (1999) Mind Myths: Exploring Popular Assumptions About the Mind and Brain. Malden, MA: John Wiley & Sons.

Science and Technology: Public Attitudes and Public Understanding. Science Fiction and Pseudoscience. Vol 7, p. 21, Washington, DC: National Science Foundation.

Sφrensen HJ, Foldager L, Roge R, Pristed SG, Andreasen JT, Nielsen J (2014) An association between autumn birth and clozapine treatment in patients with schizophrenia: a population-based analysis. Nordic Journal of Psychiatry, Vol 68, p. 428.

Stein TD, Alvarez VE, McKee AC (2014) Chronic traumatic encephalopathy: a spectrum of neuropathological changes following repetitive brain trauma in athletes and military personnel. Alzheimer's Research & Therapy, Vol 6, p. 4.

Wang Y, Hekimi S (2015) Mitochondrial dysfunction and

longevity in animals: untangling the knot. Science, Vol 350, p. 1204.

Wenk GL (1989) An hypothesis on the role of glucose in the mechanism of action of cognitive enhancers. Psychopharma-cology, Vol 99, p. 431.

Wenk GL, Olton DS, Hughey D, Engisch KL (1987) Animal models of cholinergic dysfunction related to aging and senile dementia. Gerontology, Vol 33, p. 277.

Wenk GL, Hauss-Wegrzyniak, Willard L (2000) Pathological and biochemical studies of chronic neuroinflammation may lead to therapies for Alzheimer's disease. In: P Patterson, C Kordon, & Y Christen (Eds.), Research and Perspectives in Neurosciences: Neuro-Immune Neurodegenerative and Psychiatric Disorders and Neural Injury, p. 73. Heidelberg: Springer-Verlag.

Wenk GL (1989) Nutrition—cognition and memory. In: RB Weg (Ed.), Topics in Geriatric Rehabilitation, Vol 6: Nutrition and Rehabilitation, p. 79. Rockville, MD: Aspen Publishers.

Wenk GL, Olton DS (1989) Cognitive enhancers: potential strategies and experimental results. Progress in Neuro-

Psychopharmacology & Biological Psychiatry, Vol 13, p. S117.

Wenk GL (1988) Amnesia and Alzheimer's disease: Which neurotransmitter system is responsible? Neurobiology of Aging, Vol 9, p. 640.

6 大脑是怎样拥有如此丰富的功能的？

Bayatti N, Moss JA, Sun L, Ambrose P, Ward JF, Lindsay S, Clowry GJ (2008) A molecular neuroanatomical study of the developing human neocortex from 8 to 17 postconceptional weeks revealing the early differentiation of the subplate and subventricular zone. Cerebral Cortex, Vol 18, p. 1536.

Bondy ML, Scheurer ME, Malmer B, Barnholtz-Sloan JS, Davis FG, Il'yasova D, Kruchko C, et al. (2008) Brain tumor epidemiology: Consensus from the brain tumor epidemiology consortium (BTEC). Cancer, Vol 113, p. 1953.

Borrell V, Reillo I. 2012. Emerging roles of neural stem cells in cerebral cortex development and evolution. Developmental Neurobiology, Vol 72, p. 955.

Carlson NR. 2012. Physiology of Behavior, 11th ed. Essex,

UK: Pearson.

Cheung AF, Kondo S, Abdel-Mannan O, Chodroff RA, Sirey TM, Bluy LE, ⋯ Molnár Z (2010) The subventricular zone is the developmental milestone of a 6-layered neocortex: Comparisons in metatherian and eutherian mammals. Cerebral Cortex, Vol 20, p. 1071.

Cheung AF, Pollen AA, Tavare A, DeProto J, Molnar Z (2007) Comparative aspects of cortical neurogenesis in vertebrates. Journal of Anatomy, Vol 211, p. 164.

Defelipe J (2011) The evolution of the brain, the human nature of cortical circuits, and intellectual creativity. Frontiers in Neuroanatomy, Vol 5, p. 29.

Dehay C, Kennedy H (2007) Cell-cycle control and cortical development. Nature Review Neuroscience, Vol 8, p. 438.

Dorus S, Vallender EJ, Evans PD, Anderson JR, Gilbert SL, Mahowald M, ⋯ Lahn BT (2004) Accelerated evolution of nervous system genes in the origin of Homo sapiens. Cell, Vol 119, p. 1027.

Fish JL, Dehay C, Kennedy H, Huttner WB (2008) Making bigger brains—the evolution of neural-progenitor-cell division. Journal of Cell Science, Vol 121, p. 2783.

Fujiwara H, Hirao K, Namiki C, Yamada M, Shimizu M, Fukuyama H, Hayashi T et al. (2007) Anterior cingulate pathology and social cognition in schizophrenia: A study of gray matter, white matter and sulcal morphometry. NeuroImage, Vol 36, p. 1236.

Hecht D (2010) Depression and the hyperactive right-hemisphere. Neuroscience Research, Vol 68, p. 77.

Ingalhalikar M, Smith A, Parker D, Satterthwaite TD, Elliott MA, Ruparel K, Hakonarson H, et al. (2014) Sex differences in the structural connectome of the human brain. Proceedings of the National Academy of Sciences, USA, Vol 111, p. 823.

Kandel ER, Schwartz JH, Jessell TM, Siegelbaum SA, Hudspeth AJ (2012) Principles of Neural Science, 5th ed. New York: McGraw-Hill.

Kriegstein A, Alvarez-Buylla A (2009) The glial nature of embryonic and adult neural stem cells. Annual Review of Neuroscience, Vol 32, p. 149.

Långsjö JW, Alkire MT, Kaskinoro K, Hayama H, Maksimow A, Kaisti KK, Aalto S, et al. (2012) Returning from oblivion: imaging the neural core of consciousness. Journal of Neuroscience, Vol 32, p. 4935.

Lepousez G, Nissant A, Lledo P-M (2015) Adult neurogenesis and the future of the rejuvenating brain circuits. Neuron, Vol 86, p. 387.

Marchalant Y, Brothers HM, Norman GJ, Karelina K, DeVries AC, Wenk GL (2009) Cannabinoids attenuate the effects of aging upon neuroinflammation and neurogenesis. Neurobiology of Disease, Vol 34, p. 300.

Marchalant Y, Brothers HM, Wenk GL (2009) Cannabinoid agonist WIN-55,212-2 partially restores neurogenesis in the aged rat brain. Molecular Psychiatry, Vol 14, p. 1068.

Molnar Z. 2011. Evolution of cerebral cortical development. Brain Behavior Evolution Vol 78, p. 94.

Mota B, Herculano-Houzel S (2015) Cortical folding scales universally with surface area and thickness, not number of neurons. Science, Vol 349, p. 74.

Pearson J, Westbrook F (2015) Phantom perception: voluntary and involuntary nonretinal vision. Trends in Cognitive Sciences, Vol 19, p. 278.

Rakic P (2009) Evolution of the neocortex: A perspective from developmental biology. Nature Reviews Neuroscience, Vol 10, p. 724.

Saladin K (2007) Anatomy and Physiology: The Unity of Form and Function. New York: McGraw Hill.

Striedter GF, Srinivasan S, Monuki ES (2015) Cortical Folding: When, Where, How, and Why? Annual Review Neuroscience, Vol 38, p. 291.

Sun T, Hevner RF (2014) Growth and folding of the mammalian cerebral cortex: from molecules to malformations. Nature Reviews Neuroscience, Vol 15, p. 217.

Tremblay M, Stevens B, Sierra A, Wake H, Bessis A, Nimmerjahn A (2011) The role of microglia in the healthy brain. Journal of Neuroscience, Vol 31, p. 16064.

Wenk GL (2014) Your Brain on Food: How Chemicals Control Your Thoughts and Feelings, 2nd ed. Oxford: Oxford University Press.

Wijdenes LO, Marshall L, Bays PM (2015) Evidence for optimal integration of visual feature representations across saccades, Journal of Neuroscience, Vol 35, p. 10146.